静脉治疗临床指导

主　编　李亚敏　杨　波　蒋开明
副主编　邓　露　许　静　张霞平
参　编　（按姓氏笔画排序）
丁赛银　王花芹　邓　露　伍叶青　刘　亚
许　静　许志平　李　灵　李亚敏　李艳芬
杨　波　肖　霞　张　平　张游艺　张霞平
季静芬　胡明双　夏春芳　钱迎春　徐　颖
郭　亮　彭　娟　蒋开明　雷　军　潘　茜

科学出版社
北　京

内 容 简 介

本书以临床需求为导向，采用一问一答的形式，总结和梳理了临床中静脉治疗领域270个高频问题，以通俗易懂的语言、原创性的形象化插图，深入浅出地将静脉治疗分为血管篇、输液工具篇、药物篇、导管使用与维护篇、输液相关并发症篇、输血篇共六个篇章一一进行了全面详细的介绍。既体现了专业性，也兼顾了知识传播的直观性，是静脉治疗临床指导实用方便的手边书。

本书既适合作为医学生、临床护理人员的专项培训教材，也适合患者和家属阅读，以普及静脉治疗知识、了解静脉治疗背后的故事，提高诊治过程中自我照护的能力，从而促进康复。

图书在版编目（CIP）数据

静脉治疗临床指导 / 李亚敏，杨波，蒋开明主编. -- 北京 : 科学出版社，2025. 6. -- ISBN 978-7-03-081891-1

Ⅰ. R457. 2

中国国家版本馆 CIP 数据核字第 2025TM1506 号

责任编辑：朱　华 / 责任校对：宁辉彩
责任印制：张　伟 / 封面设计：陈　敬

科学出版社 出版
北京东黄城根北街 16 号
邮政编码：100717
http://www.sciencep.com
北京天宇星印刷厂印刷
科学出版社发行　各地新华书店经销
*
2025 年 6 月第　一　版　开本：720×1000　1/16
2025 年 6 月第一次印刷　印张：8 1/2
字数：163 000
定价：55.00 元
（如有印装质量问题，我社负责调换）

前　言

在我国，约98%的住院患者会使用静脉输液来治疗疾病，虽然这一数据在未来可能会因为治疗手段的不断更新迭代与优化而降低，但静脉治疗在临床上仍具有不可替代的地位。通过科学的方法对相关人员开展静脉治疗相关知识指导，保证静脉治疗安全有效仍将是我们临床工作的重中之重。2023年，国家卫生健康委员会颁布的《静脉治疗护理技术操作标准》明确提出，应对患者和照顾者进行静脉治疗、导管使用与维护等相关知识的教育。

在进行临床健康指导过程中，我们会接收到大量的患者、家属以及相关人员提出的关于静脉治疗的相关问题，如“外周静脉留置针留置期间如何洗脸、刷牙？”“手臂上已有留置针，做增强CT检查时，还需要再打一个吗？”“我为什么要使用控制输液速度的仪器？”等。为了增进大众对静脉治疗知识的了解，促进患者及家属正确、主动参与静脉治疗，我们结合国内外目前最权威、最前沿的静脉治疗专业知识，编写了《静脉治疗临床指导》一书。

本书内容采用问答的形式，总结和梳理了患者、家属及相关人员关心的270个高频问题，以通俗易懂的语言、原创性的形象化插图，图文并茂、点面结合、深入浅出地从静脉治疗涉及的静脉血管开始，到需要用到的输液工具，再到静脉治疗过程中必不可少的药物，以及静脉导管的使用与维护、并发症的预防与处理，最后到静脉输血的相关知识，一一进行了介绍。在知识层面，体现了专业性；在语言表达层面，兼顾准确性与易传播性；在文本呈现方面，结合形象化插图，增加知识传播的直观性，与此同时，通过一问一答的形式让读者有代入感，不具备医学背景的普通读者也能轻松读懂，受众人群大，普及性广，实用性强。相信对于有需求的人群在了解静脉治疗相关知识方面一定有所帮助。

最后，我想感谢各位编者及患者、家属、同仁对此次出书过程中的分享和给予的宝贵意见，由于编者自身认知与水平有限，且静脉治疗技术发展日新月异，虽尽全力，但难免有不足与不妥之处，恳请广大读者发现问题不吝赐教，编者不胜感激！

编　者

2024年12月

目　　录

一、血管篇……1
1. 血管分为哪几类？……1
2. 什么是静脉？……1
3. 什么是动脉？……2
4. 成人静脉结构有哪些？……2
5. 成人静脉有何特点？……2
6. 外周静脉常用穿刺血管包括哪些？……3
7. 什么是贵要静脉？……4
8. 什么是头静脉？……5
9. 什么是股静脉？……5
10. 中心静脉置管常用穿刺血管有哪些？……5
11. 什么是上腔静脉？……6
12. 什么是下腔静脉？……7
13. 什么是颈外静脉？……8
14. 什么是颈内静脉？……8
15. 什么是锁骨下静脉？……9
16. B 超下的动脉和静脉各有什么特点？……10
17. 新生儿脐静脉有什么特点？……10
18. 什么是头皮静脉？……11
19. 小儿外周静脉穿刺为什么不宜选择头皮静脉穿刺？……12
20. 小儿头皮静脉穿刺误入动脉有什么表现？……13
21. 老年人的静脉有什么特点？……13
二、输液工具篇……15
1. 常用的输液工具有哪些？……15
2. 什么是外周静脉导管？……15
3. 什么是中心血管通路装置？……16
4. 外周静脉导管和中心血管通路装置各自有哪些优缺点？……16
5. 什么是一次性静脉输液钢针？……17
6. 静脉输液，护士为什么不给打钢针？……18
7. 什么是外周静脉留置针？……18
8. 外周静脉留置针常用的穿刺部位在哪里？……19

9. 什么情况适合使用外周静脉留置针？……19
10. 外周静脉留置针可以留置多久？……19
11. 为什么有时候外周静脉留置针保留一天就会出现“走针”情况？……19
12. 为何钢针或是外周静脉留置针输液时会感到疼痛？……20
13. 什么是 PICC?……20
14. PICC 常用的穿刺部位在哪里？……20
15. 什么情况适用 PICC?……21
16. PICC 可以留置多久？……21
17. PICC 长时间留置安全吗？……21
18. 什么是 MC？……21
19. MC 常用的穿刺部位在哪里？……22
20. 什么情况适合使用 MC？……22
21. MC 可以留置多久？……22
22. 什么是 CVC？……23
23. CVC 常用的穿刺部位有哪些？……23
24. 什么情况适合使用 CVC？……23
25. CVC 可以留置多久？……24
26. 什么是输液港？……24
27. 输液港常用的植入部位在哪里？……24
28. 什么情况适用输液港？……25
29. 输液港可以留置多久？……25
30. 输液港为什么可以留置很长时间？……25
31. 什么是无损伤针？……25
32. 为什么输液港输液时要使用无损伤针？……26
33. 无损伤针穿刺时为什么会痛？……26
34. 无损伤针在每天输液结束后需要拔除吗？……26
35. 有哪些仪器可以提高静脉穿刺成功率？……26
36. 常用的控制输液速度的仪器有哪些？……27
37. 为什么要使用控制输液速度的仪器？……28
38. 常用固定输液工具的敷贴有哪些？……28
39. 固定外周静脉导管和中心血管通路装置的敷贴有什么区别？……29
40. 常用的输液接头有哪些特点？……31
41. 常用的输液器有哪些？……32
42. 选择输液器的原则是什么？……33
43. 为什么不能随意调节输液速度？……34
44. 输液时如何估算输液时间？……35

45. 常用静脉输液工具的价格是多少？…… 35
46. 输液结束后输液接头需要保护吗？…… 35
47. 留置静脉导管会影响以后血液透析管的留置吗？…… 35
48. 常用静脉输液工具都由哪些人员进行穿刺？…… 36
49. 静脉导管留置在体内可以做 CT、磁共振等检查吗？…… 36
50. 拔除中心血管通路装置前需要做检查吗？…… 36
51. 为什么静脉导管置入优先选择上肢？…… 36
52. 为什么静脉导管置入尽量不选择下肢？…… 36
53. 中心血管通路装置置入时患者需怎么配合医务人员？…… 37
54. 中心血管通路装置置入前如何清洁置入部位皮肤？…… 37
55. 静脉输液工具的选择原则是什么？…… 37
三、药物篇…… 38
1. 什么是药物的 pH？…… 38
2. 药物的 pH 对静脉有影响吗？…… 38
3. 什么是药物的渗透压？…… 39
4. 渗透压与静脉炎有关系吗？…… 39
5. 临床上常见的静脉用高渗性药物有哪些？…… 39
6. 临床上常见的静脉用等渗性药物有哪些？…… 39
7. 临床上常见的静脉用低渗性药物有哪些？…… 40
8. 临床上常见的抗肿瘤药物有哪些？…… 40
9. 使用抗肿瘤药物时要注意些什么？…… 42
10. 临床上常见的静脉用抗生素类药物有哪些？…… 42
11. 临床上常见静脉用血管活性药物有哪些？…… 43
12. 使用静脉用血管活性药物时需要注意些什么？…… 44
13. 临床上常见静脉用高浓度药物有哪些？…… 44
14. 使用静脉用高浓度药物时要注意些什么？…… 44
15. 临床上常见的静脉用营养性药物有哪些？…… 45
16. 静脉输注营养性药物时要注意些什么？…… 45
17. 临床上常见的强酸强碱性药物有哪些？…… 45
18. 使用强酸强碱性药物时要注意些什么？…… 46
19. 白蛋白是一种什么药？…… 46
20. 白蛋白有什么作用？…… 46
21. 身体健康的人能输注白蛋白吗？…… 47
22. 输注白蛋白时需要注意些什么？…… 48
23. 球蛋白是一种什么药？…… 48
24. 球蛋白有什么作用？…… 49

25. 身体健康的人能输注球蛋白吗？ …… 49
26. 输注球蛋白时需要注意些什么？ …… 50
27. 输注化疗药物后为何会脱发？ …… 50
28. 输注化疗药物后脱发怎么办？ …… 50
29. 使用化疗药物后为何会恶心、呕吐？ …… 51
30. 使用化疗药物后恶心、呕吐如何处理？ …… 51
31. 使用化疗药物后皮肤变黑、脱皮、皲裂是怎么回事？ …… 52
32. 使用化疗药物后皮肤变黑、脱皮、皲裂怎么处理？ …… 53
33. 使用化疗药物后肢端发麻是怎么回事？ …… 53
34. 使用化疗药物后肢端发麻怎么处理？ …… 54
35. 使用化疗药物后便秘是怎么回事？ …… 54
36. 使用化疗药物后便秘怎么处理？ …… 55
37. 使用化疗药物后全血细胞减少是怎么回事？ …… 55
38. 使用化疗药物后全血细胞减少怎么处理？ …… 55
39. 输注化疗药物时能热敷吗？ …… 56
40. 天冷输注药物时能给药物加热吗？ …… 56
41. 为什么有些药物输注时要冷敷？ …… 57
42. 为什么有的药物使用后要避冷？ …… 57
43. 为什么有的药物使用后要避免接触金属制品？ …… 58
44. 不同的药物一起输注会起反应吗？ …… 58
45. 为什么输注氯化钾时会感觉到疼痛？ …… 58
46. 输注氯化钾时如何减轻疼痛？ …… 58
47. 什么是药物的半衰期？ …… 59
48. 药物的半衰期与用药时间有关系吗？ …… 60
49. 某些药物输注一半后，剩下的第 2 天还能用吗？ …… 60
50. 静脉输注药物对血管有损伤吗？ …… 60
51. 如何减少药物对血管的损伤？ …… 60
52. 儿童用药前为何要称体重？ …… 61
53. 为什么老年人更需要个体化用药？ …… 61
54. 哪些检查需要静脉用药？ …… 62
55. 内镜检查前静脉注射麻醉药有哪些好处？ …… 62
56. 什么是对比剂？ …… 63
57. 常用的对比剂有哪些？ …… 63
58. PICC 可以注射对比剂吗？ …… 63
59. CT 检查需要注射对比剂吗？ …… 64
60. 使用碘对比剂之前需要做皮试吗？ …… 64

61. 碘对比剂有哪些不良反应？……64
62. 注射碘对比剂前有哪些注意事项？……65
63. 什么是碘对比剂外渗？……65
64. 碘对比剂外渗的原因有哪些？……66
65. 碘对比剂外渗会出现哪些症状？……66
66. 碘对比剂外渗如何预防？……66
67. 碘对比剂外渗如何处理？……67
四、导管使用与维护篇……68
1. 静脉置管后手臂可以活动吗？……68
2. 静脉置管后如何进行手部运动？……68
3. 静脉置管后为什么护士要求患者进行握拳运动？……69
4. 静脉置管后患者的日常生活会受到影响吗？……69
5. 静脉置管侧手臂的负重范围是多少？……69
6. 体内留置的静脉导管如何保护？……69
7. 敷贴卷边或脱落怎么处理？……70
8. 敷贴过敏怎么处理？……70
9. 液体输注不通畅有哪些原因？……71
10. 药物如果输完了，输液瓶内空气会进入人体内吗？……71
11. 患者发现液体输注完应怎么办？……71
12. 化疗药外渗后需要做封闭吗？……71
13. 药物外渗做了封闭后，需要注意些什么？……72
14. 使用下肢静脉输液时有哪些注意事项？……72
15. 留有静脉导管的手臂可以测量血压吗？……72
16. 留置静脉导管期间洗澡有哪些注意事项？……73
17. 能从中心血管通路装置内抽血化验吗？……74
18. 为什么留置的静脉导管输液前要抽回血？……74
19. 静脉导管使用期间需要每天进行冲、封管吗？……74
20. 静脉导管使用期间冲管的时机有哪些？……74
21. 静脉导管冲管时能使用5%葡萄糖注射液吗？……75
22. 为什么冲管要推一下停一下呢？……75
23. 脉冲式冲管有哪些优点？……76
24. 使用外周静脉留置针输液时要注意什么？……76
25. 外周静脉留置针留置期间要注意什么？……76
26. 外周静脉留置针留置期间如何洗脸、刷牙？……76
27. 外周静脉留置针意外脱出怎么办？……77
28. 儿童在使用外周静脉留置针期间如何避免牵扯压迫？……77

29. 为什么要使用透明敷贴固定外周静脉留置针？ ······ 78
30. 拔针后为什么会出现皮肤青紫？ ······ 78
31. 拔针后如何正确按压？ ······ 78
32. 拔针后出现皮肤青紫如何处理？ ······ 78
33. 手臂上已有外周静脉留置针，做增强 CT 检查时，还需要重新穿刺吗？ ··· 79
34. 做完增强 CT 后，外周静脉留置针可以保留继续输液吗？ ······ 80
35. PICC“换药”包含哪些内容？ ······ 80
36. PICC 留置期间多久维护一次？ ······ 80
37. 居家期间 PICC 需要定期维护吗？ ······ 81
38. PICC 留置时间已到期，还能继续使用吗？ ······ 81
39. 如何预防静脉导管回血？ ······ 81
40. 静脉导管发生回血该怎么处理？ ······ 81
41. 什么情况下应该拔除静脉导管？ ······ 81
42. 中心血管通路装置拔管后有哪些注意事项？ ······ 81
43. 输液港使用时如何维护？ ······ 82
44. 静脉导管的维护是越频繁越好吗？ ······ 82
45. 输液港植入后可以马上洗澡吗？ ······ 82
46. 输液港取出后有哪些注意事项？ ······ 83
47. 输液港植入后切口多久换药一次？ ······ 83
48. 输液港植入后换药时敷料如何选择？ ······ 83
49. 输液港植入前可以进食吗？ ······ 84
50. 输液港切口的缝线多久可以拆除？ ······ 84
51. 输液港植入后可以进行日常活动吗？ ······ 84
52. 输液港植入后多久可以洗澡？ ······ 84
53. 输液港埋植在体内安全吗？ ······ 84
54. 连接在输液港上的无损伤针，多久需要更换一次呢？ ······ 85
55. 输液港抽不出回血是什么原因？ ······ 85
五、输液相关并发症篇 ······ 87
1. 什么是输液相关并发症？ ······ 87
2. 输液工具相关并发症主要有哪些？ ······ 87
3. 静脉导管出现哪些情况需要及时就医处理？ ······ 87
4. 输液后血管变成“条索状”是怎么回事？ ······ 87
5. 如何预防静脉炎的发生？ ······ 88
6. 发生静脉炎怎么办？ ······ 88
7. 输液时“鼓包”是怎么回事？ ······ 88
8. 输液“鼓包”了怎么办？ ······ 88

9. 输液“鼓包”对人体有哪些危害？ …… 89
10. 输液“鼓包”了能进行热敷吗？ …… 89
11. 预防输液“鼓包”该怎么做？ …… 90
12. PICC 有条“尾巴”留在体外会引起感染吗？ …… 90
13. PICC 穿刺点红肿是怎么回事？ …… 91
14. 静脉导管冲管后出现寒战、发热是怎么回事？ …… 91
15. 如何预防静脉导管相关性感染？ …… 92
16. 发生静脉导管相关性感染怎么办？ …… 93
17. 置管后整条手臂出现肿胀、疼痛是怎么回事？ …… 93
18. 什么是静脉导管相关性血栓？ …… 94
19. 静脉导管相关性血栓有哪些表现？ …… 94
20. 发生静脉导管相关性血栓，导管还能继续使用吗？ …… 95
21. 如何预防导管相关性深静脉血栓形成？ …… 95
22. 中心血管通路装置置入后为什么要拍摄胸部 X 线片？ …… 96
23. 中心血管通路装置置入时使用心电图定位准确吗？ …… 96
24. PICC 或上臂输液港植入过程中，颈部出现异物感正常吗？ …… 97
25. 中心血管通路装置置入体内会刺激到心脏吗？ …… 97
26. 中心血管通路装置留置时间长了导管会断裂吗？ …… 98
27. 中心血管通路装置断裂了怎么办？ …… 98
28. 中心血管通路装置尖端在体内会“漂移”吗？ …… 99
29. 中心血管通路装置尖端发生“漂移”怎么办？ …… 99
30. PICC 穿刺点有淡黄色液体渗出是怎么回事？ …… 100
31. PICC 穿刺点有淡黄色液体渗出该怎么处理？ …… 101
32. 居家期间 PICC 脱出怎么办？ …… 101
33. 如何预防 PICC 脱出？ …… 101
34. 静脉导管输液速度越来越慢是怎么回事？ …… 102
35. 如何预防静脉导管堵塞？ …… 102
36. 静脉导管堵塞怎么办？ …… 103
37. 什么是导管相关性皮肤损伤？ …… 103
38. 出现导管相关性皮肤损伤怎么办？ …… 104
39. 静脉穿刺会损伤神经吗？ …… 105
40. 上臂输液港植入后手臂可以正常活动吗？ …… 105
41. 输液港的港座部位有胀痛、发凉等不适感是什么原因？ …… 105
42. 输液港植入后囊袋出血怎么办？ …… 106
43. 如何预防输液港切口开裂？ …… 106
44. 输液港留置期间港座暴露是怎么回事？ …… 107

45. 输液港的港座在皮下会翻转吗？ ……108
46. 输液港的港座在皮下翻转了怎么办？ ……108
六、输血篇……109
1. 血液分为几种血型？ ……109
2. 为什么 O 型血称为“万能血”？ ……109
3. 什么血是“熊猫血”？ ……110
4. 输血会不会被感染疾病？ ……110
5. 什么情况下需要输血？ ……110
6. 什么是成分血？ ……111
7. 输全血是不是比输成分血好？ ……111
8. 什么是自体输血？ ……112
9. 自体输血有什么好处？ ……112
10. 采集自体血前后需要额外补充营养吗？ ……113
11. 输血有哪些不良反应？ ……113
12. 输血时出现皮肤瘙痒和风团是怎么回事？ ……113
13. 为什么输血前检查和交叉配血试验的血液标本不能同时抽取？ ……114
14. 怎样确保输血时不弄错血型？ ……114
15. 输错血会出现什么症状？ ……114
16. 什么是输血器？ ……115
17. 输血器有何特点？ ……115
18. 连续输几袋血液时，需要更换输血器吗？ ……115
19. 为什么在输血开始的 15 分钟要控制输血速度？ ……115
20. 患者可以自行调节输血速度吗？ ……116
21. 一袋血越快输完疗效越好吗？ ……116
22. 输血时如果血液“滴不动”，可以用手挤压血袋加快速度吗？ ……116
23. 整个输血过程为什么护士要多次给患者测体温、量血压？ ……117
24. 输血和输液可以在同一个静脉管道进行吗？ ……117
25. 发热时可以输血吗？ ……117
26. 曾经发生过输血不良反应，现在还能输血吗？ ……117
参考文献……119

一、血　管　篇

1. 血管分为哪几类？

人体的血管，就像一个四通八达的交通网。血液在这个交通网中奔流不息，将氧气和营养物质输送到人体的各个组织和器官，同时，也把人体组织器官产生的“垃圾”运送出去。

血管（blood vessel）是循环系统的重要组成部分，遍布全身。主要包括动脉血管、静脉血管和毛细血管。

动脉血管主要是将心脏泵出的携带大量氧气的血液送至全身各处。其中，连接心脏左心室的血管叫作主动脉，其管腔大、壁厚、可承受的压力大，这样有利于送出较多的动脉血；而小动脉的管腔细、管壁弹力纤维少，可以把血液均匀、不间断地输送给人体各个组织加以利用。

静脉血管是将组织利用过的血液输送回心脏。如同百川归大海，众多小静脉汇合成较大的静脉，然后经上、下腔静脉回流到右心房。静脉腔内有一种防止血液倒流的瓣膜，只有顺着血流方向才能开放，当血液倒流时，瓣膜就会自动关闭。这种抗反流瓣膜加上心脏的舒张虹吸作用，就保证了静脉血源源不断地流入心脏。静脉因其易扩张、容量大，故也称为容量血管，起着血液存储的作用。

毛细血管是连接微动脉和微静脉之间的管道，进行血液内的物质交换。它的壁很薄，只有一层内皮细胞。如果将人体毛细血管连接起来，其长度可达 10 万 km，足以绕地球 2.5 圈，如此长度的最大好处就是血液可以在这里与组织进行充分的物质交换。

2. 什么是静脉？

静脉是将全身各处组织器官中的血液运回心脏的通道。静脉始于毛细血管，在向心汇集的过程中，逐渐增粗，犹如各个分支河流汇入长江、黄河。

静脉比动脉数目多，管径也大，故其血容量大。静脉管壁中的平滑肌和弹性组织不及动脉丰富，但结缔组织成分较多，故比动脉壁薄而柔弱，弹性也小。静脉根据管径的大小分为大静脉、中静脉、小静脉和微静脉。

静脉血管其实是白色的，但因为运送的是含氧量少的暗红色血液，因此看上去呈青紫色，透过皮肤观察就是青色的血管，俗称“青筋”。

静脉压力较动脉小，比较接近大气压，穿刺后出血风险小；浅静脉位置表浅，可以在皮肤下直接看到或用手指触摸到，更利于穿刺时查看血管；药物随静脉血回流至心脏后经心脏的泵血作用可快速“发射”至全身，更易到达目标位置，故临床多经静脉穿刺进行输液治疗。

3. 什么是动脉？

动脉是把心脏压出的血液输送到身体各部位的血管。部分动脉在体表可以摸到搏动，比如手腕部外侧摸到的搏动就是桡动脉。所有的动脉均由内膜、中膜和外膜组成（图 1-1）。动脉的管腔大小和管壁的构造是渐变的，没有明显的分界。

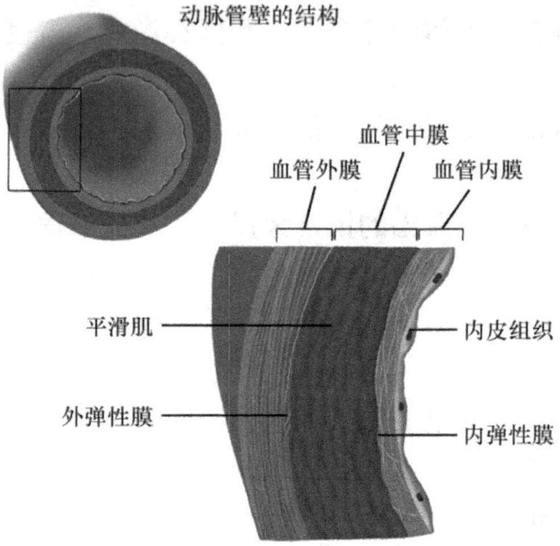

彩图 1-1

图 1-1　动脉管壁结构示意图

习惯上，根据管径的大小将动脉分为大动脉、中动脉、小动脉和微动脉四级。也可根据动脉管壁的主要结构成分及其功能，将动脉分为弹性动脉和肌性动脉，大动脉多属于弹性动脉，中动脉和小动脉多属于肌性动脉。

4. 成人静脉结构有哪些？

静脉管壁从内向外分为内膜、中膜和外膜，但 3 层膜常无明显的界线。其中内膜含有平滑肌细胞及结缔组织网，与静脉壁的强弱和收缩功能有关；外膜主要为结缔组织，内含供应静脉壁的血管、淋巴管和交感神经终端。

静脉瓣膜常见于管径 2mm 以上的静脉，为半月形薄片，根部与内膜相连，其游离缘朝向血流方向。瓣膜由内膜折叠凸入管腔而成，中心为含弹性纤维的结缔组织，表面覆以内皮。大静脉的瓣膜还含有平滑肌。瓣膜中没有血管。静脉瓣的作用是防止血液逆流。

5. 成人静脉有何特点？

（1）成人静脉分为深静脉、浅静脉两类。深静脉位于深筋膜的深面或体腔内，常与同名动脉伴行。浅静脉位于皮下浅筋膜内，又称皮下静脉，无动脉伴行，是临床静脉穿刺的主要血管。

（2）静脉之间有丰富的吻合支，并形成静脉丛。

（3）静脉壁薄，大多数管径＞2mm 的静脉内有静脉瓣（门静脉、上下腔静脉除外），其作用是防止血液逆流。人体受重力影响较大的部位静脉瓣较多，下肢静脉的静脉瓣最多。

6. 外周静脉常用穿刺血管包括哪些？

外周静脉穿刺常用外周浅静脉，其特点是透过皮肤在体表易于看见，数目较多，多吻合成静脉网，多有静脉瓣，无动脉伴行。

（1）**头皮静脉**：分布于颅外软组织内，数目多，相互交通呈网状分布，表浅易见（图 1-2）。头皮静脉被头皮内纤维隔固定，不易滑动，而且头皮静脉没有静脉瓣，正逆方向都能穿刺，只要操作方便即可。

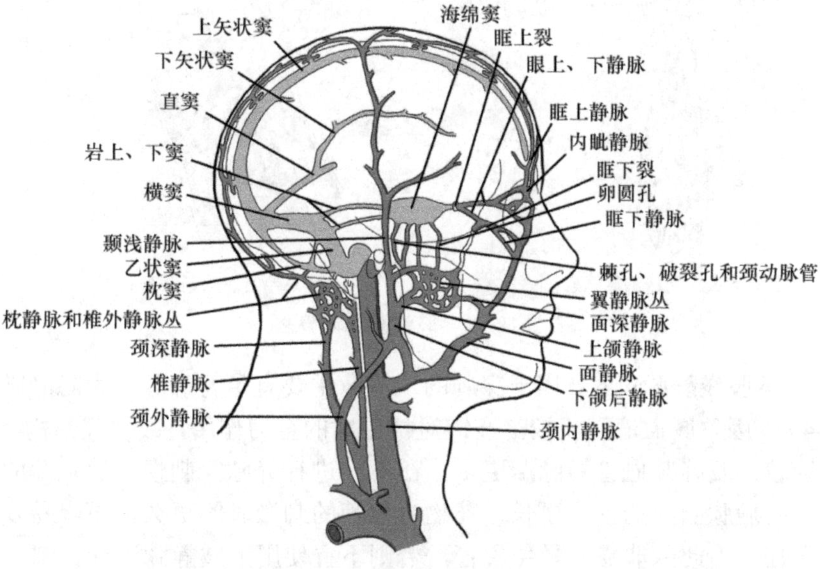

图 1-2 头皮静脉示意图

彩图 1-2

（2）**颈外静脉**：是颈部最大的浅静脉，收集颅外大部分静脉血和部分面部深层的静脉血。由于颈外静脉仅被皮肤、浅筋膜及颈阔肌覆盖，位置表浅，管径较大，是患儿静脉抽血的常用部位，特别是患儿啼哭或压迫该静脉近心端时，静脉怒张明显，更易穿刺。

（3）**上肢浅静脉**：包括手背静脉网、头静脉、贵要静脉、肘正中静脉、前臂正中静脉（图 1-3）。外周静脉穿刺首选部位为前臂，主要为前臂正中静脉和头静脉，因其具有相对粗直、表浅且离关节部位较远等优势，便于穿刺与固定，留置期间并发症发生风险更小。静脉采血一般选择在肘窝部位的血管进行穿刺，如肘正中静脉、头静脉和贵要静脉的肘窝部分，在此处进行静脉采血主要是出于对静脉血管资源合理利用的考量。此处静脉因其血管较粗，血流较大，靠近关节部位，不易固定且受肘部活动影响较大，不宜作为外周静脉导管穿刺部位，但是可作为临时静脉采血的首选。而粗直、表浅的外周静脉应尽量保护，用于外周静脉导管穿刺。

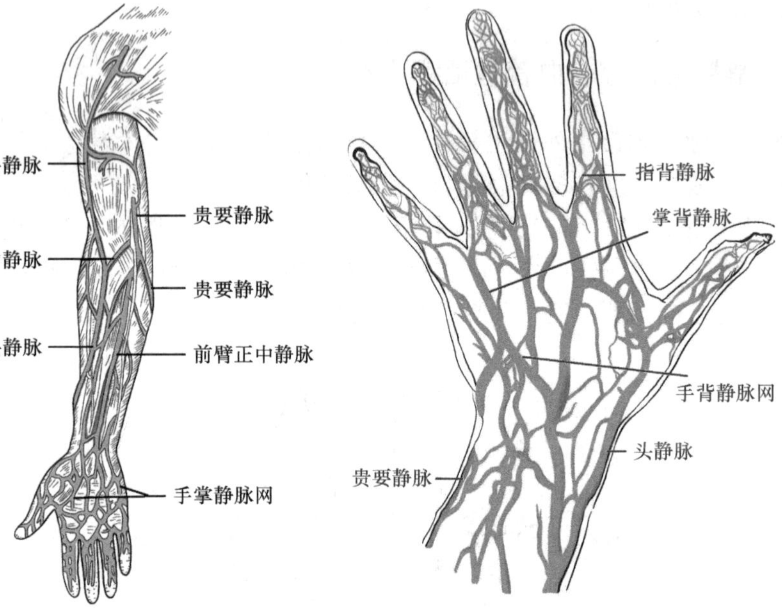

彩图 1-3A

彩图 1-3B

A.前臂及上臂浅静脉示意图　　B.手背静脉示意图

图 1-3　上肢浅静脉示意图

（4）下肢浅静脉：下肢用于穿刺的浅静脉主要有足背静脉和大隐静脉起始段（图 1-4）。因下肢血液回流较上肢需对抗更大的重力作用，故生理结构上，下肢静脉血管较上肢静脉血管静脉瓣更多，在下肢进行静脉穿刺损伤静脉瓣的风险更高，且下肢静脉回心的行程更长，药物对血管的刺激时间更久，更容易发生静脉炎等并发症，因此除非需要紧急置管，否则不宜使用下肢静脉进行穿刺。

7. 什么是贵要静脉？

贵要静脉起于手背静脉网的尺侧，沿前臂后面的尺侧上行，绕前臂尺侧缘至前臂前面内侧皮下上行，在肘窝处接受肘正中静脉，向上沿肱二头肌内侧缘继续上行，最后注入腋静脉。成人贵要静脉的管径大小，在前臂中部，男性约 1.90mm，女性约 1.85mm；与肘正中静脉汇合处，男性约 2.35mm，女性约 2.26mm；与腋静脉汇合处，男性约 2.90mm，女性约 2.60mm。贵要静脉管径较大，位置表浅固定，是临床经外周静脉置入中心血管通路装置的首选靶静脉（见图 1-3）。

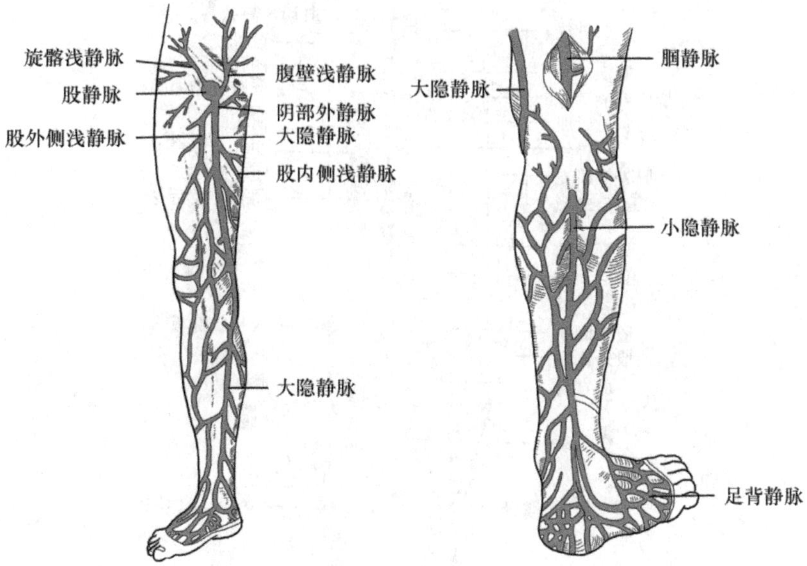

图 1-4 下肢浅静脉示意图

彩图 1-4

8. 什么是头静脉？

头静脉由手背静脉网的桡侧发出，沿前臂的桡侧缘向上走行，途中接受前臂屈伸两面的许多浅静脉，头静脉在肘窝处，通过肘正中静脉与贵要静脉相吻合，之后再沿肱二头肌的外侧上行，在三角肌与胸大肌之间穿过深筋膜，最后注入锁骨下静脉或腋静脉。位于前臂的头静脉位置比较固定、表浅，有 1～2 对静脉瓣，为临床外周静脉留置针最佳的穿刺部位之一。位于上臂的头静脉管径大、位置固定、静脉瓣少，可作为经外周静脉置入中心血管通路装置的备选靶静脉（见图 1-3），但其管径由下而上逐渐变细，分支多，不利于导管顺利通过，在置管过程中易损伤血管内膜，导致机械性静脉炎和导管异位的概率较经贵要静脉穿刺高，故一般在贵要静脉穿刺条件不佳时方才考虑经头静脉穿刺。

9. 什么是股静脉？

股静脉和股动脉是伴行的，股静脉位于股动脉的内侧。临床上定位股静脉：在腹股沟区皮肤褶皱的中部位置触摸到股动脉搏动最强的地方内侧 0.5～1cm 处（图 1-5）。

10. 中心静脉置管常用穿刺血管有哪些？

中心静脉置管常用的穿刺血管有锁骨下静脉、颈内静脉、股静脉等。

（1）锁骨下静脉：是腋静脉的延续，起于第 1 肋的外侧缘，成人长 3～4cm。于胸锁关节后面与颈内静脉汇合成头臂静脉。

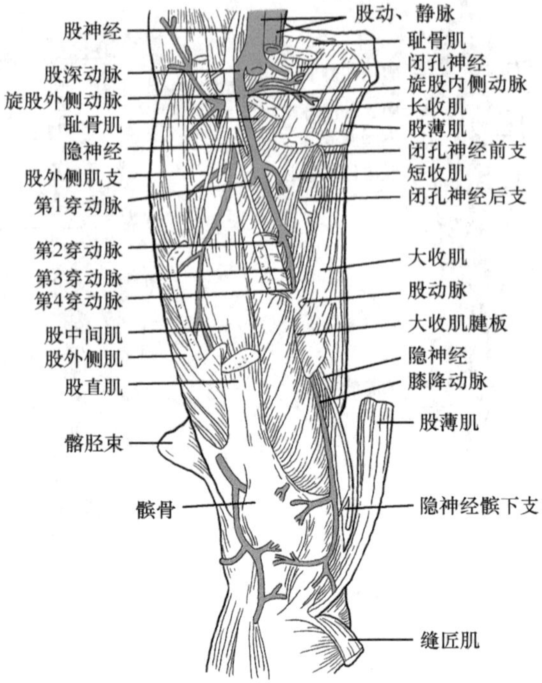

彩图 1-5

图 1-5　股静脉解剖示意图

（2）颈内静脉：起源于颅底，全程均被胸锁乳突肌覆盖，上部位于胸锁乳突肌前缘内侧，中部位于胸锁乳突肌锁骨头前缘的下部和颈总动脉后外侧，下行至胸锁关节处与锁骨下静脉汇合成头臂静脉。

（3）股静脉：穿刺进针点位于腹股沟韧带下方 2～3cm、股动脉搏动处内侧 0.5～1cm 处。从股静脉穿刺送入较长的导管也可到达中心静脉，但导管在血管内行程越长，留置时间越久，血栓性静脉炎的发生率就越高。在某些特殊情况下，如上腔静脉压迫综合征的患者、血液透析的患者可采用。术后应及早拔除，以减少血栓性静脉炎等并发症的发生。

11. 什么是上腔静脉？

上腔静脉位于上纵隔右前部，由左、右头臂静脉汇合而成，沿升主动脉右侧垂直向下，至第 3 胸肋关节下缘注入右心房。上腔静脉接受上半身静脉回流，同时还通过奇静脉、胸廓内静脉、椎静脉丛等与下腔静脉形成侧支循环，其中以奇静脉系统最重要。奇静脉位于脊柱的右侧，沿脊柱的右前方上行，在心包返折处从后面进入上腔静脉（图 1-6）。

纵隔淋巴结与上腔静脉及头臂静脉关系密切，该部位的肿瘤或炎症性疾病常可波及这些淋巴结，肿大的淋巴结可压迫或侵袭上腔静脉及其主要属支，导致上腔静脉狭窄或阻塞。上腔静脉下 1/3 段或上腔静脉与右心房交界处（CAJ），被认为是中心血管通路装置导管尖端所处的最安全和最有效的位置。

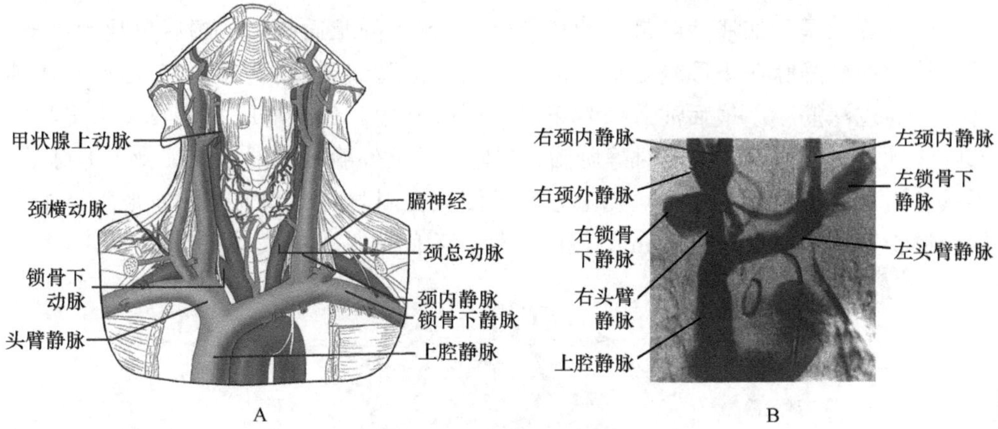

图 1-6 上腔静脉示意图

A. 走行和毗邻；B. 影像

彩图 1-6

12. 什么是下腔静脉？

下腔静脉在腰 4～5 椎体的右前方由左、右髂总静脉汇合而成，沿腹主动脉右侧上行，经肝后腔静脉沟，穿过膈腔静脉孔进入胸。

下腔静脉是一条具有收集及运送血液功能的血管，也是人体中最粗大的一条静脉，主要是收集腹腔、盆腔、下肢静脉的血液回流到心脏。下腔静脉下到第 5 腰椎，上到右心房，管径大小因位置不同而不同，左、右髂总静脉汇合处管径约为 2.0cm，平左肾静脉上缘处的管径约为 3.1cm，穿膈处的管径约为 3.4cm（图 1-7）。

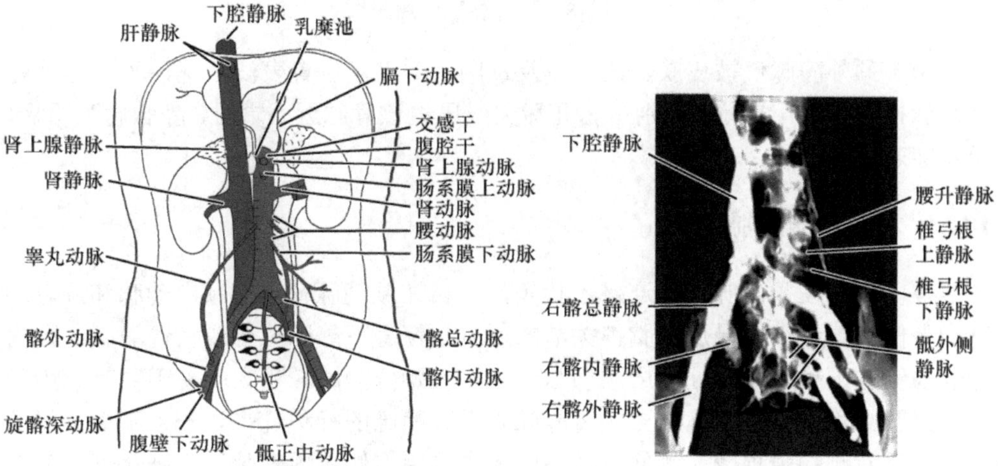

图 1-7 下腔静脉示意图

A. 走行；B. 影像

彩图 1-7

13. 什么是颈外静脉？

颈外静脉是颈部浅静脉最大的一条分支，颈外静脉通常由下颌后静脉的后支、耳后静脉和枕静脉在下颌角处汇合而成，之后沿胸锁乳突肌表面向下走行，在锁骨上方穿过深筋膜，最后注入锁骨下静脉或静脉角。颈外静脉主要收集头皮和面部的静脉血。颈外静脉有 2 对静脉瓣，1 对位于颈外静脉末端汇入锁骨下静脉处，不具有阻止血液逆流的作用，当上腔静脉回流受阻时可致颈外静脉曲张；另 1 对位于锁骨中点上方 2.5～5.0cm 处，两对静脉瓣间常扩大成窦（图 1-8）。

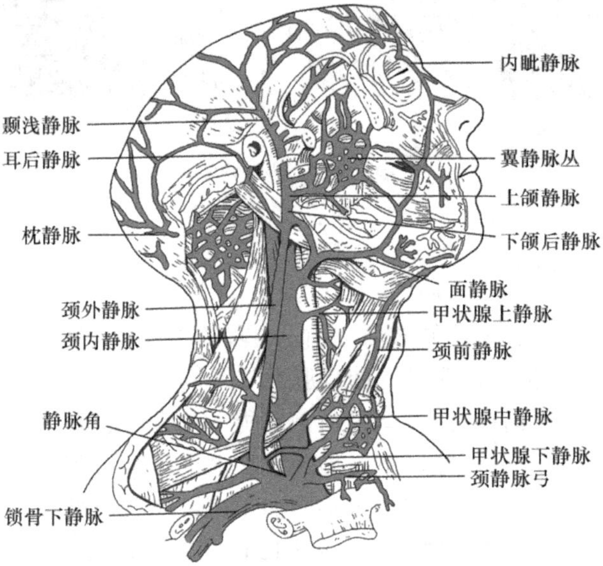

彩图 1-8

图 1-8 颈外静脉示意图

由于颈外静脉仅被皮肤、浅筋膜及颈阔肌覆盖，位置表浅，管径较大，是患儿静脉抽血的常用部位，特别是患儿啼哭或压迫该静脉近心端时，静脉怒张明显，更易穿刺。

14. 什么是颈内静脉？

颈内静脉在颈静脉孔处连接乙状窦，之后在颈动脉鞘内沿颈内动脉和颈总动脉的外侧向下走行，最后在胸锁关节的后方与锁骨下静脉汇合成头臂静脉。颈内静脉与锁骨下静脉汇合处形成颈静脉角。成人颈内静脉较粗大，易于穿刺。由于右侧无胸导管，右颈内静脉至头臂静脉入上腔静脉的行程几乎为一条垂直下行的直线，且右侧胸膜顶较左侧低，故临床上常选用右侧颈内静脉行穿刺置管，放置漂浮导管尤其方便。颈内静脉穿刺的进针点根据颈内静脉与胸锁乳突肌的关系，可分别在胸锁乳突肌的前、中、后三个部位进针（图 1-9）。

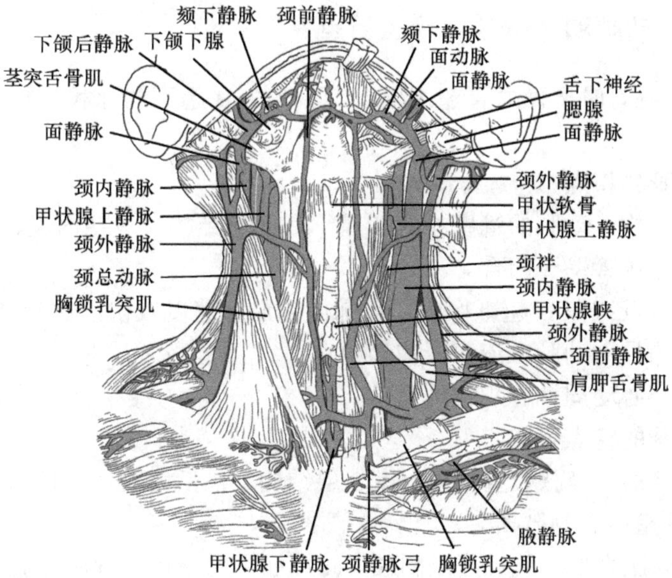

图 1-9 颈内静脉穿刺点示意图

彩图 1-9

15. 什么是锁骨下静脉?

锁骨下静脉是位于颈根部的短静脉干，自第 1 肋骨外缘由腋静脉延续而成，向内行于胸锁关节后方与颈内静脉汇合成头臂静脉。锁骨下静脉与附近筋膜结合紧密，位置较固定，管腔较大，可作为穿刺置入静脉导管的部位。穿刺可选择经锁骨上和锁骨下两种路径。锁骨上穿刺点一般位于胸锁乳突肌锁骨头的外侧缘与锁骨上缘夹角外侧 0.5～1.0cm 处。锁骨下穿刺点一般位于锁骨下缘中点内侧 1～2cm 处（图 1-10）。

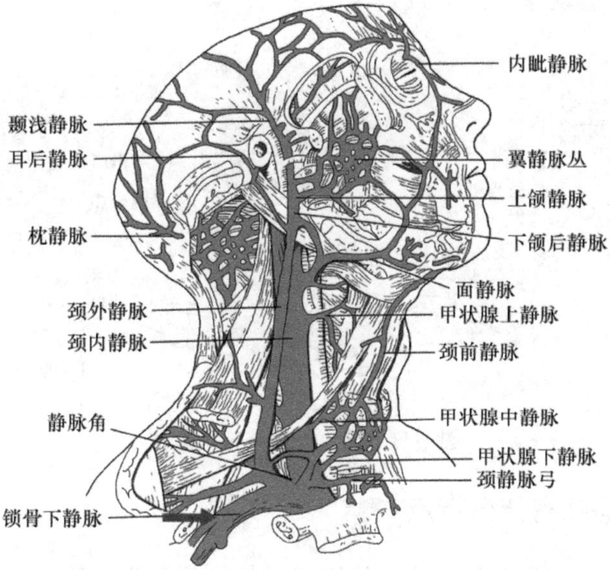

图 1-10 锁骨下静脉穿刺点示意图

彩图 1-10

16. B 超下的动脉和静脉各有什么特点？

患者在医院有时要做血管超声检查，那么在 B 超下动脉和静脉各有什么样的特点呢？

（1）动脉的特点

1）管壁结构：动脉的管壁相对较厚，有 3 层结构，包括内膜、中膜和外膜。

2）探头轻压管壁无闭合。

3）血流特点：在 B 超影像中，动脉内的血流速度较快，色彩鲜明。

4）音频信号：动脉血流声音像口哨声。

5）管壁随心动周期有规律地搏动。

（2）静脉的特点

1）管壁结构：静脉管壁很薄，有 3 层结构，包括内膜、中膜和外膜，管壁收缩力弱，静脉壁内有静脉瓣。

2）血管内压力低，具有可压闭性。此特征可用于评价静脉管腔的通畅性，当静脉内有血栓时，不能被压闭或压闭不完全。

3）血流特点：在 B 超影像中，静脉的血流缓慢，色彩较暗。

4）音频信号：静脉血流声音像吹风声。

5）静脉为单一方向的回心血流信号，持续性充盈于整个管腔，挤压远端肢体静脉时，管腔内血流信号增强，放松挤压或做瓦尔萨尔瓦动作试验时，血流信号中断或出现短暂的反流。

总的来说，通过血管超声可以检查动脉血管壁的厚度，明确是否发生动脉硬化，血管内是否存在斑块。检查静脉血管内是否存在血栓，血管内的瓣膜功能是否完好、有无反流现象（图 1-11）。

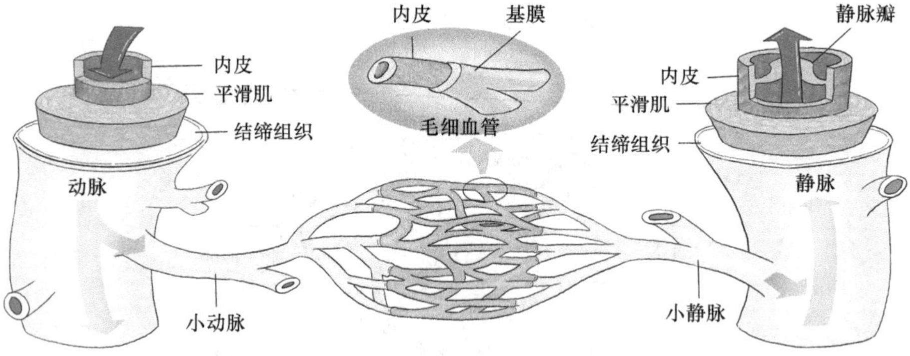

彩图 1-11

图 1-11　动、静脉结构示意图

17. 新生儿脐静脉有什么特点？

脐带是胎儿和胎盘之间的连系结构，由脐静脉和两条脐动脉组成。脐静脉是胎儿在母体内的重要血管，连接母体的子宫动脉和胎儿的肝脏，负责将母体内的氧气和营养物质输送到胎儿体内。脐静脉有什么特点呢？

（1）**结构特点**：脐静脉管腔比较粗，管壁很薄。脐静脉的血管壁由 3 层结构组成，包括内膜、中膜和外膜，这种结构特点使得脐静脉能够承受一定的压力。

（2）**功能特点**：脐静脉的主要功能是将来自母体内的氧气和营养成分输入胎儿的血液循环中，以保证胎儿的生长发育。胎儿出生后，脐静脉的血流会逐渐减少，最终闭锁成为肝圆韧带。

（3）**血流特点**：脐静脉内的血流方向是从母体流向胎儿，从肝门入肝，再通过不同途径注入胎儿下腔静脉。此外，脐静脉内的血流速度相对较快，这是因为脐静脉需要承担将氧气和营养成分快速输送到胎儿体内的任务。

（4）脐静脉由于管壁薄、血流速度快，可以经此血管输入高浓度、高渗性的药物，对血管刺激小。因此，脐静脉置管是新生儿早期建立静脉通道的一种简单且有效的方法，在新生儿室息后复苏及新生儿重症监护室得到了广泛应用（图 1-12）。

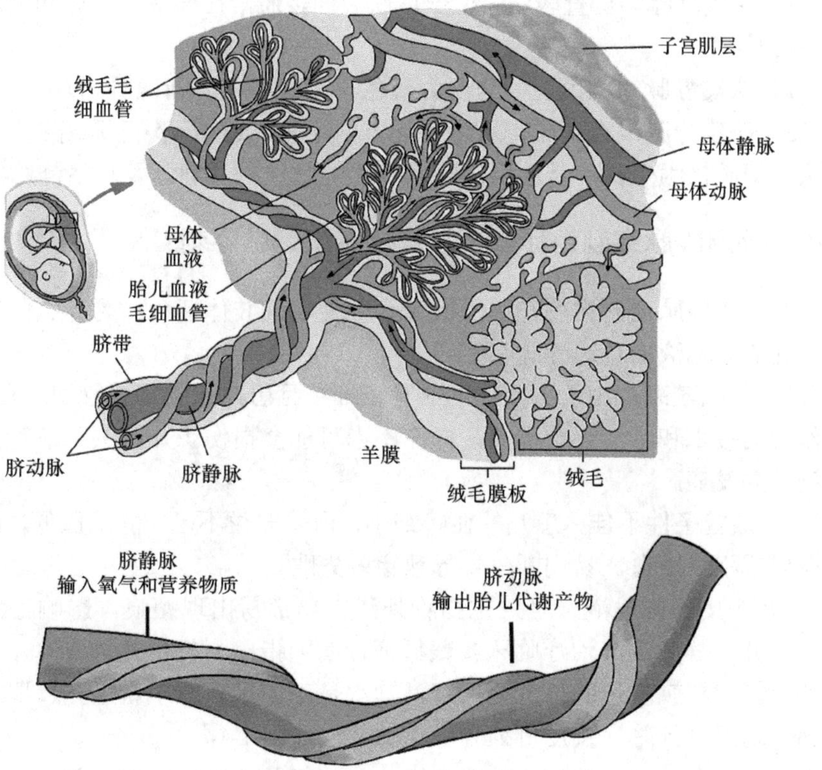

图 1-12 脐静脉结构示意图

彩图 1-12

18. 什么是头皮静脉？

头皮静脉包括颞浅静脉、额静脉、耳后静脉和枕静脉等（图 1-13）。头皮静脉有什么特点呢？

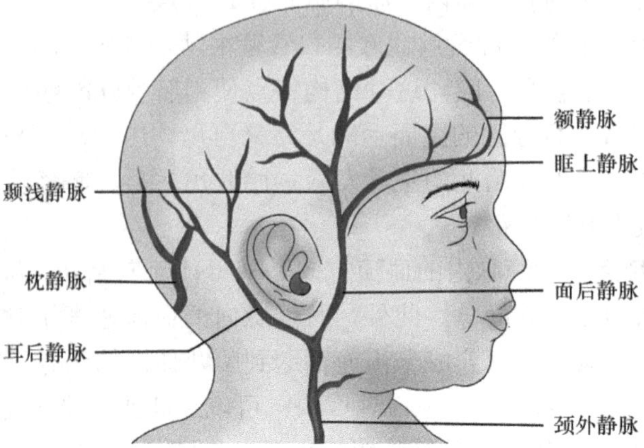

彩图 1-13

图 1-13　小儿头皮静脉分布图

（1）头皮静脉的位置较浅，位于皮肤表面，通常在前额、耳后和太阳穴附近等部位可见。

（2）头皮静脉的颜色通常呈现为蓝色，肉眼可以清晰地看到。

（3）头皮静脉没有瓣膜，可以正逆方向穿刺，适用于浅静脉穿刺、输液等。小儿头皮静脉极为丰富，常选用的静脉有额静脉、颞浅静脉及耳后静脉等。

19. 小儿外周静脉穿刺为什么不宜选择头皮静脉穿刺？

小儿头皮静脉便于穿刺，易于固定，方便小儿肢体活动，为什么临床上不作为婴幼儿静脉输液的首选静脉呢？

（1）**风险较高**：由于头皮上的血管较细小且患儿的头部血管网络较为丰富，对操作者的技术和经验要求很高，操作不当可能会损伤患儿的头部血管，甚至引起感染等并发症。

（2）**血管条件不佳**：患儿的血管细小，血管充盈不足，静脉压低，静脉穿刺时回血慢或不见回血，易判断失误导致穿刺失败。

（3）头皮静脉输液一旦发生药物外渗，局部易出现瘢痕，影响毛发生长和美观。《儿童静脉输液治疗临床实践循证指南》指出，新生儿、婴儿、儿童和青少年外周静脉穿刺首选的部位为前臂，其次是手、足。对于新生儿、婴儿来说，以上部位均不可行时，头皮可列为考虑的部位（图 1-14）。

因此，在有其他可选途径的情况下，头皮静脉穿刺不应成为常规方法。在实际操作中，医务人员应根据小儿的具体情况选择合适的穿刺部位，以确保穿刺的安全性和有效性。

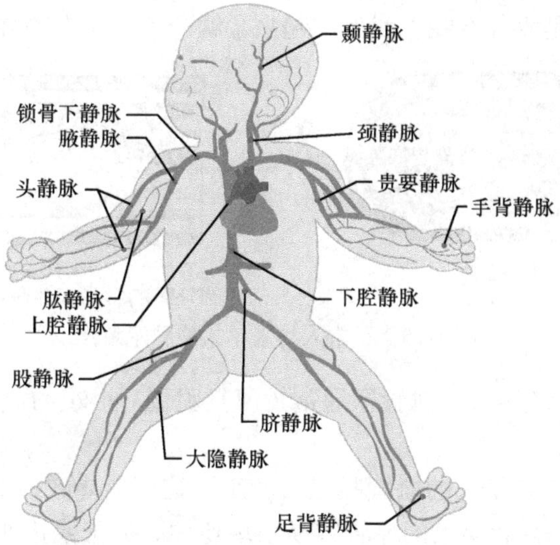

图 1-14 儿童主要静脉分布示意图

彩图 1-14

20. 小儿头皮静脉穿刺误入动脉有什么表现？

在儿科有时会看到医务人员为患儿在头皮上输液，由于小儿头皮上的血管较细小且头部血管网络丰富，穿刺时可能会误入动脉，我们该如何识别？以下为头皮静脉穿刺误入动脉的表现。

（1）**回血迅速**：当头皮静脉穿刺针误入动脉时，回血非常迅速，这是由于动脉内的血液压力较大，血流速度较快。

（2）**回血颜色鲜红**：由于动脉血富含氧气，因此回血颜色通常比静脉血更为鲜红。

（3）**局部血管迅速呈树枝状突起**：这是头皮静脉穿刺针误入动脉的一个典型表现。

（4）**患儿表现痛苦**：误入动脉会导致疼痛和不适，患儿可能会出现痛苦的表情或尖叫。

（5）**推注药物阻力大**：如果误入动脉，操作者在推注药物时会感到有明显的阻力。

（6）**输液滴注不通畅或不滴**：由于动脉内的血液压力较高，导致输液滴注不通畅或不滴，甚至血液回流至输液管内造成堵塞。

如果发现小儿头皮静脉穿刺时误入动脉，应立即将针头拔出，并局部按压 10 分钟左右以防局部血肿的形成。同时，密切观察患儿的情况，如有异常及时处理。

21. 老年人的静脉有什么特点？

临床上老年患者的静脉穿刺操作难度大，挑战性高，经常一扎血管就破，而且摸起来硬硬的，这是为什么呢？我们一起来了解一下老年人的静脉特点（图 1-15）。

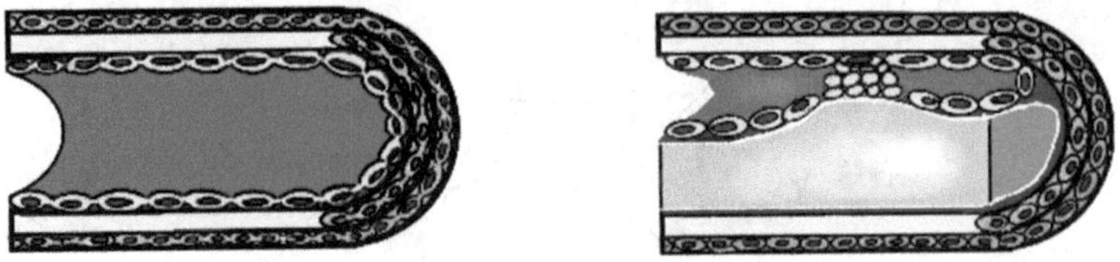

彩图 1-15

图 1-15　正常人与老年人静脉示意图

（1）**血管壁**：老年人的血管壁通常较薄且脆弱。此外，血管壁容易出现硬化，导致血管弹性降低。

（2）**血管腔**：老年人的血管腔通常较小，这可能导致血流速度减慢。

（3）**血管形态**：老年人的血管容易出现弯曲、扩张或扭曲，这是由于血管壁和血管弹性的改变所致。

（4）**血液成分**：随着年龄的增长，老年人的血液成分可能发生变化，如红细胞数量减少、血小板数量增加等，这些变化可能影响血液的流动性和黏稠度。

因此，医护人员在为老年人进行静脉穿刺操作时，需要更加小心谨慎，同时根据老年人的静脉特点，选择合适的操作方法和静脉输液工具以提高操作的成功率，减轻老年人的痛苦。

二、输液工具篇

1. 常用的输液工具有哪些？

对于大多数患者而言，静脉输液是最常用、最直接有效的治疗手段之一，随着医疗技术的进步，各种材质、型号、功能的输液工具也应运而生。为了减少反复穿刺给患者带来的痛苦、减少输液相关并发症的发生，护士会根据患者的病情需要、药物特性和治疗周期来选择合适的输液工具。

常用的输液工具主要包括输液装置、输液穿刺工具以及输液附加装置三大类。

（1）输液装置

1）一次性使用注射器：由空筒和活塞组成。广泛应用在静脉注射、肌内注射、皮下注射、配药和抽血等护理工作领域中。

2）一次性使用输液器：由一次性钢针或注射针、针头护帽、输液软管、药液过滤器、流速调节器、滴壶、瓶塞穿刺器、进气管空气过滤器八部分连接组成。它是连接静脉与药液之间的通道。

（2）输液穿刺工具：包括一次性静脉输液钢针、外周静脉导管和中心血管通路装置（图 2-1）。

（3）输液附加装置：包括无针输液接头、三通管、一次性延长管、肝素帽等。

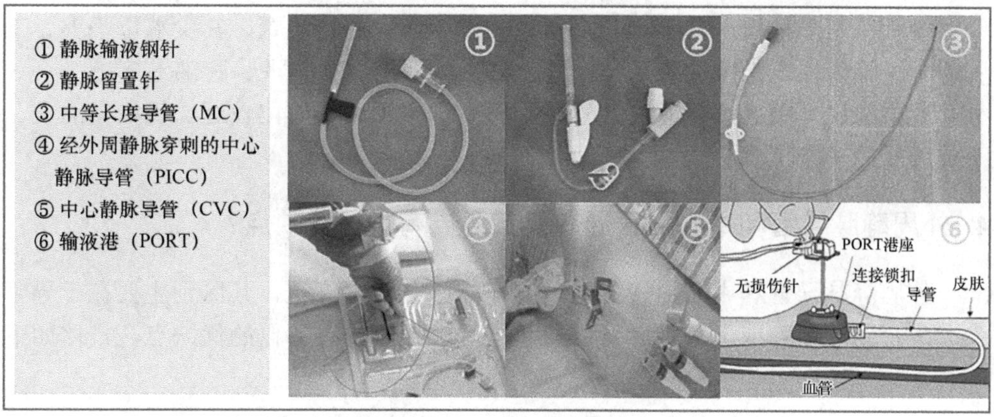

图 2-1　输液穿刺工具示意图

彩图 2-1

2. 什么是外周静脉导管？

外周静脉导管（peripheral venous catheter，PVC）：是经外周静脉置入的外周血管通路工具，主要包括外周静脉留置针、中等长度导管。

（1）外周静脉留置针：即俗称的“套管针”，它是指在外周静脉（通常是四肢的表浅静脉）穿刺建立的可短期留置的静脉导管。

（2）中等长度导管：随着输液工具的多元化发展，近年来出现的经外周静脉置入中等长度导管（medial venous catheter，MC）、长外周静脉导管（有时定义为“迷你中线导管”）开始广泛应用。中等长度导管是从上臂贵要静脉、头静脉或肱静脉置入，其导管尖端位于腋静脉胸段或锁骨下静脉的导管；迷你中线导管是将导管置入上臂中段深静脉，尖端不超过腋窝。以上两种导管尖端均未到达中心静脉，所以也将其归为外周静脉导管这一类别。

简单来说，外周静脉导管是留置在位置表浅、管径较细的四肢或头颈部浅静脉的导管。

3. 什么是中心血管通路装置？

中心血管通路装置（central vascular access device，CVAD）是指导管尖端位于上腔静脉或下腔静脉的输液工具，包括中心静脉导管（central venous catheter，CVC）、经外周静脉置入中心静脉导管（peripherally inserted central venous catheter，PICC）、输液港（植入式给药装置）（implantable venous access port，PORT）。

CVC 是指经锁骨下静脉、颈内静脉、股静脉置管，尖端位于上腔静脉或下腔静脉的导管。

PICC 通常是经上肢贵要静脉、肘正中静脉、头静脉、肱静脉、颈外静脉、大隐静脉等穿刺置管，尖端位于上腔静脉或下腔静脉的导管，由于导管尖端已经到达上腔或下腔静脉，因此也属于广义上的中心静脉导管。

PORT 是一种植入皮下可长期留置的中心血管通路装置，其尖端位于上、下腔静脉。临床根据港座放置部位不同，称为胸壁港、上臂港、腹部港等。

通俗来讲，中心血管通路装置是导管尖端位于离心脏比较近、管径粗的上、下腔静脉的输液工具。

4. 外周静脉导管和中心血管通路装置各自有哪些优缺点？

外周静脉导管和中心血管通路装置在临床上使用广泛，其区别主要在于导管尖端是否到达上腔或下腔静脉管腔内，这两类导管均有各自的优缺点，具体如下（表 2-1）。

表 2-1 外周静脉导管与中心血管通路装置优缺点对照表

	外周静脉导管		中心血管通路装置		
	PVC	MC	CVC	PICC	PORT
留置时间	72～96 小时	1～4 周	2～4 周	≤1 年	长期
常见穿刺部位	四肢浅静脉	上臂内侧	锁骨下、颈部、腹股沟	上臂内侧、颈部	胸壁、上臂

续表

	外周静脉导管		中心血管通路装置		
	PVC	MC	CVC	PICC	PORT
优点	操作简单，价格便宜	1. 避免短期内反复穿刺 2. 静脉炎发生率低 3. 价格较 PICC 低	1. 可输注任何性质药物 2. 输注速度快 3. 可进行中心静脉压监测	1. 可输注任何性质药物 2. 输注速度快 3. 留置时间长	1. 可输注任何性质药物 2. 28 天维护一次，可洗澡 3. 留置时间长 4. 感染和发生血栓的风险低
缺点	1. 易发生堵塞、肿胀、静脉炎等并发症 2. 输液速度有限 3. 不适用于刺激性、发疱性、高渗透压、强酸强碱药物的输注	1. 不适用持续输注刺激性、发疱性、高渗透压、强酸强碱药物 2. 须每周维护，有感染和发生血栓的风险	1. 须每周维护 2. 感染发生风险高，股静脉置管还会增加血栓的风险，舒适性相对较差	1. 价格相对较高 2. 须每周维护 3. 有感染和发生血栓的风险	1. 价格相对较高 2. 取出相对较复杂

在静脉输液治疗过程中，该选择哪种输液工具，不可一概而论，需要结合患者的血管情况、治疗药物特性、治疗周期及经济状况等方面综合考量，选择最适合患者的输液工具。

5. 什么是一次性静脉输液钢针？

一次性静脉输液钢针，也称一次性输液针或静脉输液针，是用于静脉注射药物和输液的工具，通过此工具将药物或其他液体注入静脉达到治疗疾病的目的。它包括连接座、软管、针柄、针管、输液针保护套，而进入血管的针管部分是不锈钢材质，质地坚硬（图 2-2）。一次性静脉输液钢针经灭菌处理后限一次性使用，以避免疾病的传播。

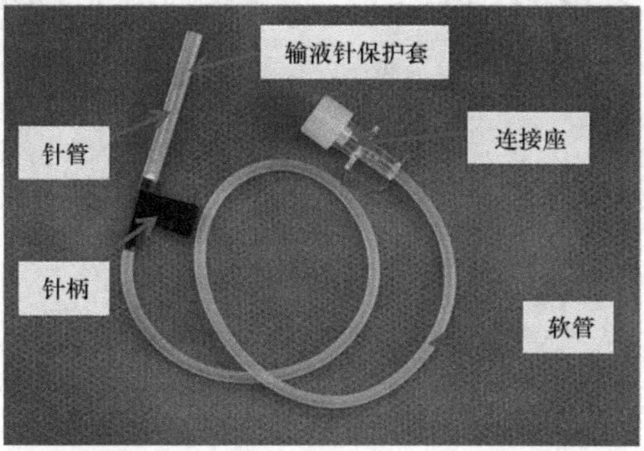

图 2-2　一次性静脉输液钢针结构示意图

彩图 2-2

6. 静脉输液，护士为什么不给打钢针？

生病住院期间，静脉输液是最为常见的操作，但护士不会直接使用输液器上自带的一次性静脉输液钢针。很多患者及家属会疑惑：“钢针省钱又方便，护士为什么不给打钢针？”那是因为钢针存在以下缺点：

（1）针管质地坚硬，患者手部活动时可能会导致钢针穿破血管，造成药物外渗或渗出，引起肿胀疼痛，甚至局部组织坏死等并发症。

（2）输液期间，患者穿刺侧肢体活动受到限制。

（3）只能单次使用，继续输液时，需要再次静脉穿刺，会增加患者的痛苦。钢针反复穿刺可引起炎细胞浸润、细胞空泡化，局部组织无法正常修复与代谢，同时还会引起纤维素沉积，造成血管内壁损伤。

（4）使用后的钢针无输液针保护套，医护人员发生针刺伤的风险增大。

因此，一次性静脉输液钢针只在单次给药中使用，并且钢针对血管的损伤是不可逆的，行业内倡导“钢针零容忍”。为了保护患者的治疗通道，临床上护士会根据治疗方案、预期治疗时间、血管特征、患者的年龄、病情、药物性质等选择合适的静脉输液工具。

7. 什么是外周静脉留置针？

外周静脉留置针（图 2-3）又称为外周静脉短导管、外周静脉套管针，主要由不锈钢针芯、软外套管和塑料针座等组成。第一代外周静脉留置针于 1964 年由美国 BD 公司发明并应用于临床，20 世纪 80 年代在我国开始应用推广。穿刺时先将针芯和软外套管一起送入血管，然后撤出针芯，最后将软外套管留在血管中。可用于临床静脉输液、输血、采血等治疗，具有套管柔软、便于固定、操作简单方便等优点，在留置期间内可多次用于输液，减轻患者因反复穿刺带来的痛苦，在现代静脉治疗中应用广泛。

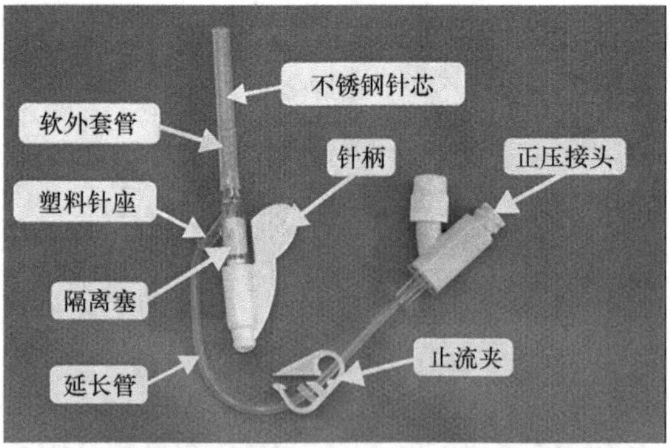

彩图 2-3

图 2-3　外周静脉留置针结构示意图

8. 外周静脉留置针常用的穿刺部位在哪里？

外周静脉留置针穿刺部位首选弹性好且粗、直、血流丰富的前臂静脉，按照远心端到近心端的顺序进行穿刺。同时还要注意以下几点：

（1）不宜选择血管弹性差的静脉。

（2）避开静脉瓣、关节部位及有瘢痕、炎症、硬结等处的静脉。

（3）避免对手腕内侧面的桡静脉进行穿刺，因其会增加穿刺的疼痛感，并且可能对桡神经造成损害。

（4）避免在同一条血管上反复多次穿刺。

（5）婴幼儿不宜首选头皮静脉，不要在婴幼儿用来吮吸的拇指处进行穿刺。

（6）幼儿和学步期孩童可以酌情考虑头皮静脉，如果尚未行走，可以选择足部血管。

9. 什么情况适合使用外周静脉留置针？

外周静脉留置针适用于以下情况：

（1）短期输液时（一般指输液治疗时间小于 4 天）。

（2）连续多次采集血标本、静脉注射无刺激性药物时。

（3）输注血液、血液制品或急救药品时。

（4）急救时，用于建立多通道静脉输液。

（5）某些特殊检查，需静脉推注对比剂时。

10. 外周静脉留置针可以留置多久？

正常情况下，外周静脉留置针建议留置时间为 72～96 小时。当患者治疗结束或穿刺处出现红肿、发热、疼痛、针管堵塞等情况时，需要立即拔出。留置针的拔出时机也要视患者的具体情况而定，如外周静脉留置针未出现其他并发症，留置时间也可以适当延长。

11. 为什么有时候外周静脉留置针保留一天就会出现“走针”情况？

“走针”用医学用语描述叫作药物外渗或者药物渗出，是药液进入静脉管腔以外的周围组织后造成的局部肿胀。留置针留置在血管内的部分虽然是软管，但受到多种因素影响，也会出现短时间使用后“走针”的情况。存在的原因主要如下：

（1）输注刺激性药物引发血管收缩、痉挛，血管内皮细胞破坏，血管内压力升高，从而引起药物外渗。

（2）血管弹性较差，血管萎缩变硬、变细，易导致药液渗出，损伤血管周围组织。

（3）穿刺部位选择不当，选择在不易固定的关节等处，也容易“走针”。

（4）患者年龄小，配合程度低。

（5）穿刺人员技术生疏，在选择穿刺血管、进针手法等方面缺乏相关经验，针头固定不牢固等，也会增加“走针”的风险。

12. 为何钢针或是外周静脉留置针输液时会感到疼痛？

当刺激性较强的药物进入外周血管内，由于外周血管管径小、血流量低，刺激性药物不能及时被稀释，血管内膜受到刺激，引起局部疼痛或沿静脉方向出现放射性疼痛；患者输液过程中如果血管被刺破，导致药物渗出或外渗，局部发生肿胀，也会引起疼痛；此外，因药物寒冷刺激外周血管，也可能会引起寒冷性疼痛。

13. 什么是 PICC？

PICC 全称为“经外周静脉置入中心静脉导管”（peripherally inserted central venous catheter），它是一根细长柔软的、尖端位于上腔静脉或下腔静脉，可以在体内留置较长时间（一般推荐≤1 年）的输液导管。PICC 置管技术经历了 3 个发展阶段：传统穿刺法 PICC 置管技术、改良塞丁格 PICC 置管技术、超声引导下改良塞丁格 PICC 置管技术。由于超声引导下改良塞丁格 PICC 置管技术创伤较前两种更小，穿刺成功率更高，目前临床上一般采用此种置管技术。临床根据治疗需要可选择单腔或多腔导管、前端开口式或三向瓣膜式导管、耐高压注射型（导管颜色通常为紫色）或非耐高压注射型导管。置管后医务人员会将置管信息记录在《PICC 长期护理手册》上，每次使用或维护导管时，需带上此手册，以方便医务人员了解置管信息。

14. PICC 常用的穿刺部位在哪里？

PICC 穿刺的部位，通常选择在上臂中段，因为此部位血管管径较大，易于穿刺，便于容纳导管，且肢体活动时对导管的摩擦牵拉小，方便导管留置期间固定。导管从上臂静脉穿刺入血管后，沿血管前行，经腋部、胸部，最后导管尖端到达心脏上方的上腔静脉。有部分人由于导管途经部位有病变，可能造成血管在体内走行异常或畸形，或由于上臂静脉较小或缺少，从而选择其他部位置入导管。例如，新生儿和儿童，穿刺部位可能在血管更粗的腋部或头部，导管尖端到达上腔静脉；双侧乳腺+淋巴结清扫术后的患者或双上臂有烧伤、外伤、骨折的患者，选择从颈部置管，导管尖端到达上腔静脉；肺部有肿瘤造成上腔静脉压迫的患者，则可能选择从下肢大腿中段静脉穿刺置管，导管尖端到达下腔静脉。

15. 什么情况适用 PICC?

PICC 用于中长期静脉输液治疗，可用于任何性质药物的输注，除耐高压导管外，其他的 PICC 不能用于高压注射泵注射对比剂和血流动力学监测。PICC 属异物进入体内，存在一定的风险。适合使用 PICC 的患者，常见的有以下几种：

（1）预期静脉治疗≥15 天、长期间歇性输液治疗的患者，比如细菌性心内膜炎患者需要较长时间的抗感染治疗、肿瘤患者的间歇化疗。

（2）不适合通过外周静脉给药的持续性输液治疗，如发疱性药物、肠外营养的持续输注。

（3）患者病情不稳定、治疗方案复杂。

（4）外周静脉血管条件差或缺乏外周静脉通路，难以维持静脉输液的患者。

（5）创伤性血流动力学监测。

（6）早产儿、低体重新生儿、家庭病床的患者。

16. PICC 可以留置多久？

一般来讲，PICC 在体内可以留置 1 年。如果治疗结束，近期内不再需要使用 PICC 输液，经医疗团队决策后，可以提前拔除导管。当出现某些并发症，如导管脱出使尖端位置不在上腔静脉或下腔静脉内、出现导管相关性感染或静脉血栓经治疗无明显好转、对导管材质过敏等无法正常使用时，也需提前拔出导管。所以 PICC 成功置入后，需由经过培训的专业人员，每 7 天对导管进行一次维护，并密切观察穿刺部位情况，避免出现并发症而导致非计划性拔管。

17. PICC 长时间留置安全吗？

PICC 留置时间的长短跟导管材质、尖端位置及留置期间有无并发症发生等密切相关。PICC 导管材质主要为聚氨酯或硅胶。聚氨酯导管结实但不坚硬，在静脉内会随人体温度的升高而变得更软、更柔韧。硅胶导管具有良好的弹性，与机体相容性高，置管后并发症发生率低。PICC 留置时间的长短及安全性，还跟导管尖端位置有关，导管尖端位于上腔静脉或下腔静脉未发生移位时，在体内留置时间更长，安全性也更高。但 PICC 属异物进入体内，需定期进行维护及观察，以减少并发症的发生，增加其使用时间及安全性。

18. 什么是 MC？

MC 导管全称为“经外周静脉置入中等长度导管”（medial venous catheter），也称为中线导管，导管长度通常为 20～30cm，可以通过常规穿刺或者超声引导技术从患者的贵要静脉、头静脉或肱静脉置入，导管尖端可以到达腋静脉胸段或锁骨下静脉（图 2-4）。

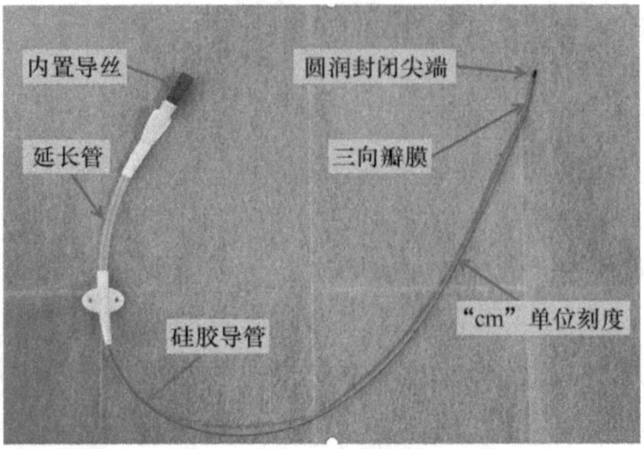

彩图 2-4

图 2-4　MC 结构示意图

19. MC 常用的穿刺部位在哪里？

穿刺部位的选择受很多因素影响，比如输液治疗的类型、持续时间、患者意愿、患者自身状况（如年龄、诊断、并发症等）以及血管状况（如血管穿刺及置管史、穿刺部位近端血管和皮肤健康状况等）。通常情况下 MC 穿刺部位首选上臂中段的贵要静脉，其次为肱静脉和头静脉，导管穿刺进入血管后，沿血管向内继续前行，导管尖端到达腋静脉胸段或锁骨下静脉。针对新生儿和儿童，穿刺部位还可以选择在腿部（如隐静脉、腘静脉、股静脉，导管尖端位于腹股沟褶皱水平处）和头皮（尖端位于颈部、胸部以上水平）。

20. 什么情况适合使用 MC？

（**1**）预计治疗时间 1～4 周。

（**2**）持续输注等渗或接近等渗的药物。

（**3**）短期内（<6 天）输注万古霉素。

（**4**）需持续镇静、镇痛。

（**5**）间歇性或短期输注高渗透压、腐蚀性药物应谨慎，并加强置管部位的监测。

21. MC 可以留置多久？

正常情况下 MC 在体内可以留置 1～4 周，但也有 MC 留置 49 天未出现相关并发症的研究报道。如果治疗结束，近期内无须使用 MC 输液，经医生同意后，可以提前拔除导管。如果出现并发症，如在导管留置期间发生移位、导管断裂、导管相关性血栓、静脉炎且处理无效，或出现导管相关性血流感染、导管堵塞无法再通等异常情况时，则需提前拔除导管。

22. 什么是CVC？

CVC全称为“中心静脉导管”（central venous catheter），是一种直接经锁骨下静脉、颈内静脉或者大腿的股静脉进行穿刺，导管尖端到达上腔静脉或下腔静脉的导管。根据导管管腔的不同，分为单腔导管、双腔和多腔导管，每根管腔尾端都有一个接头，医务人员可用它来进行静脉输液治疗、测量中心静脉压、持续或间断输入已知或可疑配伍禁忌药物等（图2-5）。

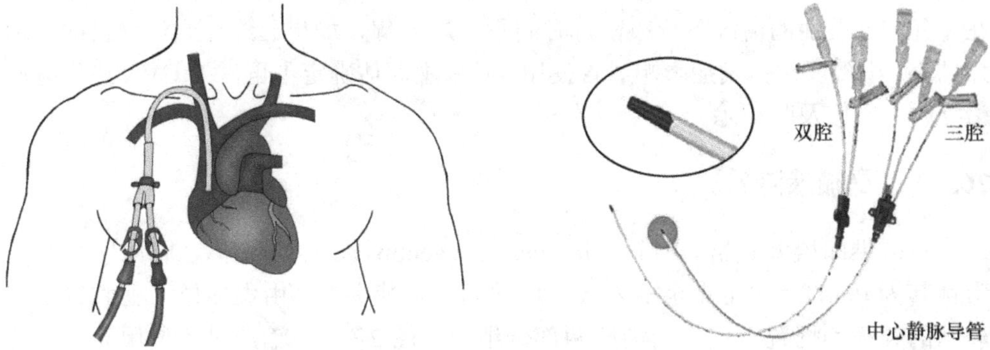

彩图2-5
示意图1

彩图2-5
示意图2

图2-5 CVC结构示意图

23. CVC常用的穿刺部位有哪些？

CVC常用的穿刺部位包括颈内静脉、锁骨下静脉、股静脉、锁骨上静脉、腋静脉等。穿刺部位不同，其优缺点也不同（表2-2）。需要注意的是，选择穿刺部位时，应该结合医生的建议和患者的治疗需求，以达到最佳的治疗效果。

表2-2 CVC不同穿刺部位特点及治疗需求表

穿刺部位	颈内静脉	锁骨下静脉	股静脉	锁骨上静脉	腋静脉
特点	1. 管腔大，插管成功率高 2. 到达上腔静脉的路径短、直，药物快速传递	位置较深，穿刺点远离口腔和鼻腔，感染风险低	位于大腿内侧，较为容易穿刺	穿刺难度大，穿刺时需要更高的技术水平	/
治疗需求	需要快速治疗的患者	需要长期留置CVC的患者	适合急救且无法取得其他静脉通道的情况	适合急救且无法取得其他静脉通道的情况	需要较长的插管距离，在其他部位不可用时考虑

24. 什么情况适合使用CVC？

CVC适用于所有类型的静脉治疗。常见情况如下：

（1）适用于大量、快速静脉输液。

（2）输注任何性质的药物，如化疗药、营养液、强酸性药物、强碱性药物等。
（3）输注多种药物抢救危重患者。
（4）通过 CVC 进行血液透析、抽血、输血等操作，避免患者反复穿刺的痛苦。
（5）使用 CVC 测量中心静脉压，评估循环生理参数及估计补液量。

25. CVC 可以留置多久？

CVC 的留置时间应该参照产品说明书，原则上 CVC 保留的时间不宜过长，在无任何并发症的情况下一般留置时间不超过 4 周，如果已经达到治疗目的、治疗结束、出现严重并发症影响导管使用、经医生评估确定不再需要 CVC 进行静脉治疗时，则应及时拔除。

26. 什么是输液港？

输液港即植入式给药装置（implantable venous access port），临床医务人员常称其为 PORT。它是完全植入人体内的闭合输液装置，由尖端位于上腔或下腔静脉的导管和埋置于皮下的港座两部分组成（图 2-6）。输液时，使用无损伤针经皮肤穿刺进入港座，形成输液通路，输液期间无损伤针需每 7 天更换一次，不输液期间可每 4 周维护一次。植港后医务人员会将植港信息记录在血管通路维护手册上，每次使用或维护输液港时，需带上此手册，方便医务人员了解植港信息。

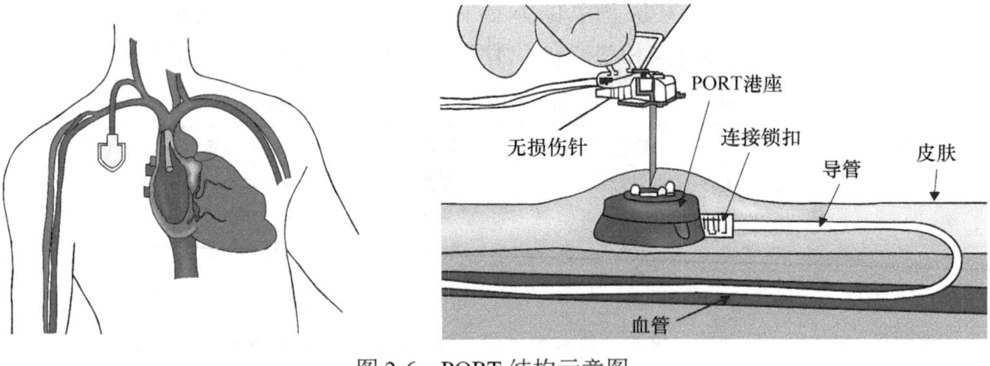

彩图 2-6

图 2-6　PORT 结构示意图

27. 输液港常用的植入部位在哪里？

输液港的港座埋置于胸壁皮下组织的称为胸壁输液港，港座埋置于上臂皮下组织的称为上臂输液港。输液港的港座通常埋植在皮下 0.5～1cm 的组织内，胸壁是最常见的植入部位，其次是手臂，也有极少数患者因病变部位或其他因素将穿刺部位放在大腿、腹部或腰间，临床按其放置部位分别称下肢港、腹部港。

28. 什么情况适用输液港？

（1）需要长期或反复间断输液的患者。

（2）可用于任何性质药物的输注（除耐高压输液港外，普通输液港不能用高压注射泵注射对比剂）。

有以下情况者不适合输液港植入：①凝血功能严重障碍；②不可控的败血症或血培养阳性；③确诊或疑似对输液港导管或港座材质过敏者；④穿刺区域有烧伤、创伤或肿瘤导致无法植入输液港；⑤一般情况太差不能耐受手术者。

29. 输液港可以留置多久？

输液港在体内通常可以留置 5～10 年甚至更长时间，具体因人而异。当然，如果治疗结束，近期内不再需要使用输液港输液，经医疗团队决策后，可以取港。如果出现严重并发症，如严重感染、静脉血栓治疗无明显好转或对导管材质过敏等无法正常使用时，需提前取港。

30. 输液港为什么可以留置很长时间？

输液港的留置时长，主要与港座隔膜的穿刺次数有关。港座隔膜由厚达 2mm 以上的闭合性极强的硅胶构成，可被 22G 的无损伤针反复穿刺 2000 余次，19G 的无损伤针反复穿刺 1000 余次，每穿刺一次可连续输液 7 天。按港座隔膜穿刺 1000 次、365 天每天都输液来计算，输液港可使用 19 年，不长期输液患者，保留的时间更长。

31. 什么是无损伤针？

无损伤针也称不成芯针，目前专用于输液港（图 2-7）。与常规使用的注射针相比，该类注射针包含一个折返点，且斜面稍长，角度较小，可以有效避免“成芯作用”，防止穿刺时损伤隔膜而导致漏液或针芯阻塞等情况发生。

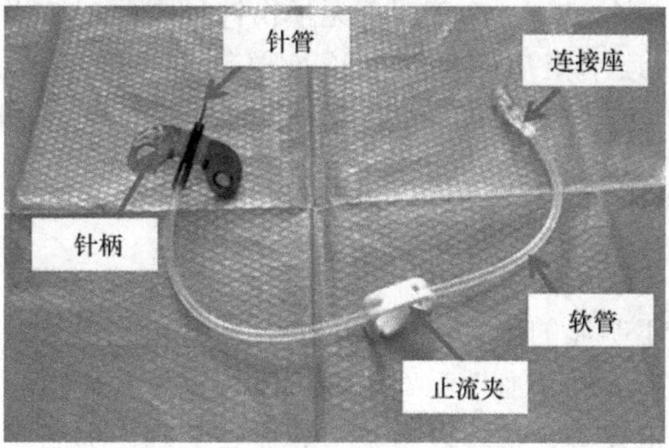

图 2-7　无损伤针结构示意图

彩图 2-7

32. 为什么输液港输液时要使用无损伤针？

输液港植入成功后，需要使用专用的无损伤针穿刺，插入埋在皮下的港座内，然后将输液器的连接部分与无损伤针上的接头连接好，液体才能直接通过输液器、无损伤针、港座及连在港座上的导管输入静脉内，完成各种静脉治疗。无损伤针采用了独特设计，针梗前端有个折返点，这样设计的穿刺针针尖斜面不会“切削”到注射座上的硅胶隔膜，可以使港座接受数千次的穿刺而不导致漏液，延长了输液港的使用寿命，保障了患者安全（图 2-8）。

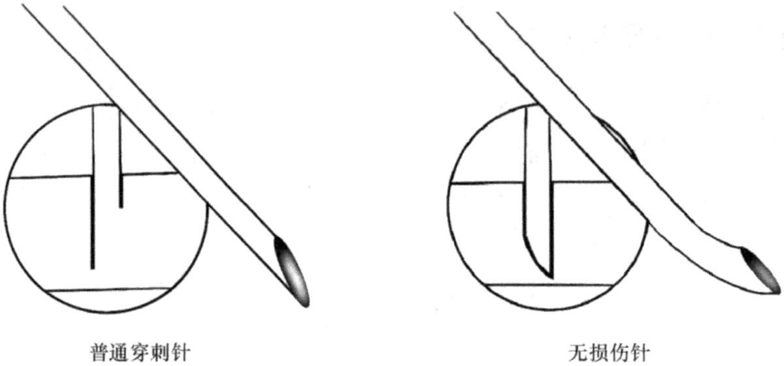

彩图 2-8

图 2-8　普通穿刺针与无损伤针结构特点示意图

33. 无损伤针穿刺时为什么会痛？

无损伤针穿刺时，皮肤痛觉神经受到刺激产生疼痛感，再加上无损伤针的特殊构造，针梗弯曲成 90°，针柄和针尖不在同一直线上，根据力的合成与分解原理，相同的力量作用于针柄，仅有一部分力作用于针尖。因此无损伤针穿过皮肤的速度较普通针慢，致使患者的疼痛感明显增加。

34. 无损伤针在每天输液结束后需要拔除吗？

治疗期间无损伤针的使用也是一笔不小的花费，那每日治疗完成后无损伤针需要拔除吗？答案是否定的，治疗期间无损伤针只需要每 7 天更换一次，但需要注意的是，每日治疗结束后应使用一次性单剂量生理盐水脉冲式冲管，浓度 100U/ml 的肝素盐水或生理盐水正压封管，以维持输液港的通畅与正常使用。

35. 有哪些仪器可以提高静脉穿刺成功率？

生病住院，免不了要静脉输液，住院患者中约有 92%的患者需要实施外周静脉穿刺，遇上血管不明显的患者，可能会连扎几针扎不上。如何提高外周静脉穿刺的成功率，做到“一针见血”呢？一切可以探查血管显影的仪器，如 B 超机、投影式红外血管成像仪等，都可以用来引导血管穿刺，提高穿刺成功率。

（1）血管 B 超机：在血管 B 超机的超声引导下进行穿刺，可区分动、静脉、评估血管大小、管腔是否圆润、形态是否充盈、血管内及血管分支是否发生解剖变异及血栓等，精准找到最合适的血管进行穿刺，可提高穿刺成功率，减少并发症。

（2）投影式红外血管成像仪：是应用血管可视化技术的仪器之一，根据血红蛋白对红外线的强吸收原理开发设计而成，可以让人直观地看见皮下的血管（图 2-9）。有患者会担心，红外线会不会对我们身体造成伤害？投影式红外血管成像仪的中心红外辐射限值低于国家规定的安全标准，因此该仪器对人体的辐射伤害程度极低。

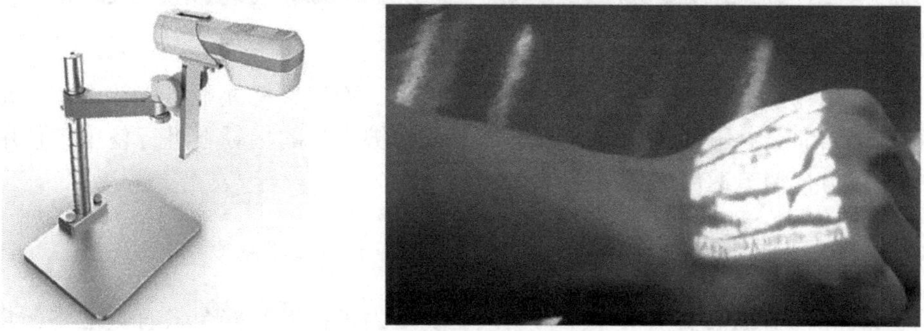

图 2-9　投影式红外血管成像仪

36. 常用的控制输液速度的仪器有哪些？

在静脉输液过程中，有些情况下需要严格遵循给药时限或给药剂量，通常会用一些仪器来控制输液速度，主要有以下几种：

（1）注射泵：是用注射器连接专用的延长管，将药物泵入体内，注射泵主要用于药物剂量较少、需要严格控制剂量的药物，一般在 50ml 以内，药物浓度高，如血管活性药物。注射泵多用于麻醉科、监护室及新生儿科等比较特殊的科室（图 2-10）。

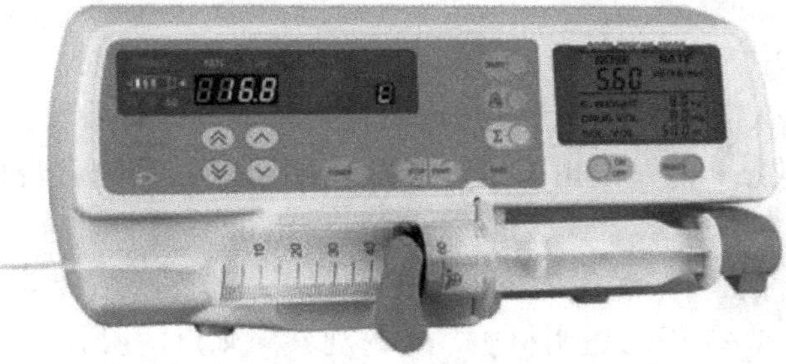

图 2-10　注射泵

（2）输液泵：液体容量一般为 100～500ml，容量大，流速范围更宽，药物浓度较低，刺激性会更小。输液泵更多地用于心脑血管科、肿瘤科或妇产科、儿科等需要控制输液速度的患者（图 2-11）。

彩图 2-11
示意图 1

彩图 2-11
示意图 2

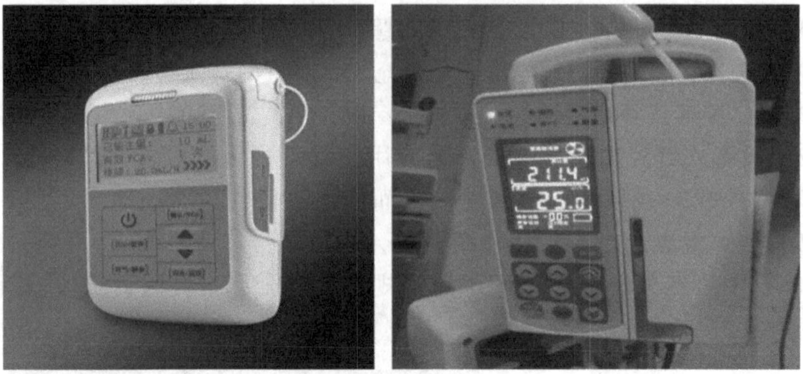

图 2-11　输液泵

不管是输液泵还是注射泵都是将药液精确、均匀、持续地泵入体内，只是药物容量不同而已。输液泵和注射泵都需要在医护人员的指导下进行使用，使用过程中不可自行调节速度来增减药量。

37. 为什么要使用控制输液速度的仪器？

住院过程中我们使用仪器控制输液速度是为了精准、安全、有效地将药物输注到血管内，按小时或分钟调节输液量。临床上常常有特殊药物、特殊患者需要使用仪器控制输液速度。

（1）特殊药物：如镇痛药、血管活性药物、某些抗肿瘤药物及某些抗生素等，由于这些药物的特殊性和药理作用需要控制剂量或时间，维持特定浓度，以达到最佳效果。

（2）特殊患者：婴幼儿和年老体弱的患者，须严格控制输液速度，防止心脏负荷过重。

38. 常用固定输液工具的敷贴有哪些？

在静脉输液中，为妥善固定输液工具，会用到医用敷贴，临床最常用的是透明敷贴，某些特殊情况下可能会使用水胶体敷料或其他材质敷料。

（1）透明敷贴：敷贴是由医用膜材料、医用压敏胶和离型材料组成。其具有半通透性，允许氧气和水蒸气透过，同时可以阻止水和细菌通过皮肤侵入，能保护穿刺部位；透气性好，黏度适中，撕揭更方便；与皮肤贴合紧密，固定更牢靠，使用时间可长达 5～7 天；透明材质，更易观察穿刺点情况。

（2）水胶体敷料：适用于对透明敷贴过敏的患者，还可用于治疗静脉溃疡、静脉炎等。水胶体敷料具有一定的渗液吸收能力，含有胶体颗粒，当与渗液接触时可以转变为胶冻样物质。

使用医用敷贴时，应根据输液工具的不同选用不同规格的敷贴，使用过程中，应避免沾水，防止贴膜卷边，并注意观察穿刺点情况，防止感染，日常活动、穿脱衣物时，注意保护敷贴。

39. 固定外周静脉导管和中心血管通路装置的敷贴有什么区别？

静脉输液工具有多种，包括外周静脉导管（如外周静脉留置针、MC）和中心血管通路装置（如 PICC、CVC）。导管的固定都会用到医用敷贴，这些医用敷贴都有什么区别呢？

（1）固定外周静脉留置针用的透明敷贴：大小通常是 6cm×7cm，它和留置针是好搭档，能将留置针妥善地固定在手背或者手臂上，大小刚好能覆盖留置针，又不会太影响患者活动（图 2-12、图 2-13）。

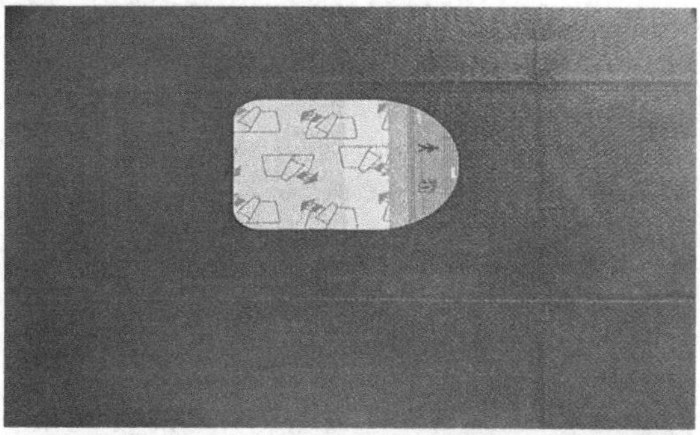

图 2-12　固定外周静脉留置针的透明敷贴

彩图 2-12

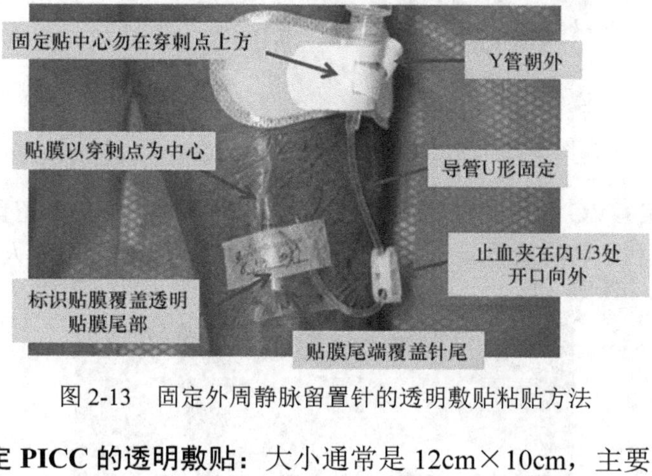

图 2-13　固定外周静脉留置针的透明敷贴粘贴方法

彩图 2-13

（2）固定 PICC 的透明敷贴：大小通常是 12cm×10cm，主要是基于其设计的功能性和实际应用的需要。首先，这个尺寸允许足够的覆盖面积，以确保导管和周围皮肤得到有效保护。其次，这个尺寸的敷贴可以适应不同部位不同大小的皮肤，提供适当的固定力，防止导管移动或脱落。此外，12cm×10cm 的敷贴也便于操作和固定，医护人员可以容易地将其粘贴在适当的位置，并调整其形状以适应患者皮肤的轮廓。MC 置入方法同 PICC，仅导管尖端位置不同，因此用于固定的敷贴同 PICC（图 2-14、图 2-15）。

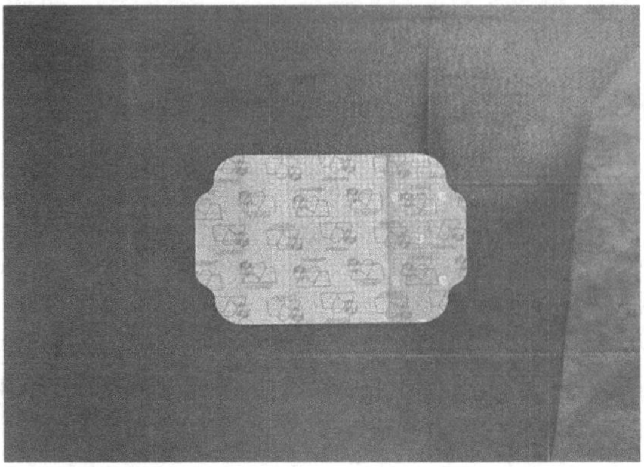

彩图 2-14

图 2-14　固定 MC 或 PICC 的透明敷贴

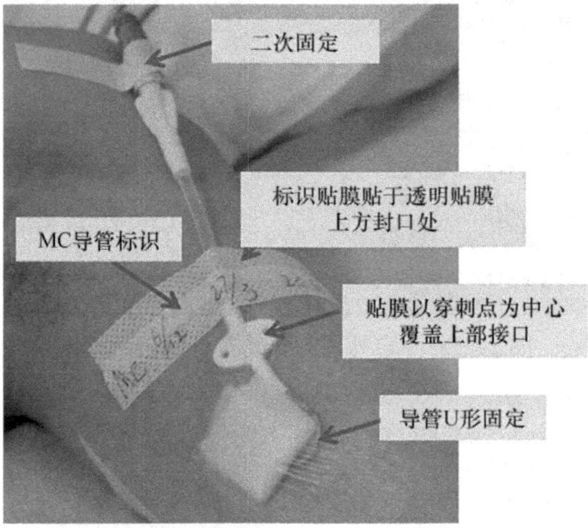

彩图 2-15

图 2-15　固定 MC 或 PICC 的透明敷贴粘贴方法

（3）**固定 CVC 的透明敷贴**：形状类似椭圆形，因为 CVC 留置于颈内静脉，这样的形状更利于将导管固定于颈部。方便患者活动及利于医务人员观察穿刺点（图 2-16）。

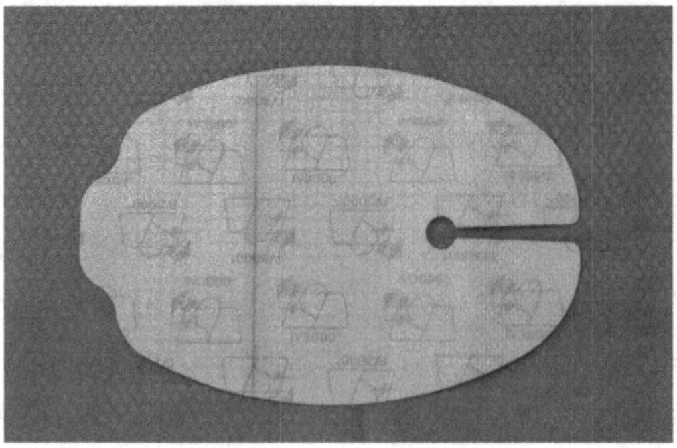

彩图 2-16

图 2-16　固定 CVC 的透明敷贴

40. 常用的输液接头有哪些特点？

（1）**无针密闭式正压接头**：采用独特的螺旋式结构设计，能够直接连接输液器、注射器，使用方便、简单（图 2-17）。具有正压性，可以防止输液装置移除后血液在导管内返流。输液结束，输液器乳头和接头分离时，可产生瞬间正压，自动让连接管内的液体向前推进，从而避免血液回流，降低堵管发生率。正压接头一般可以使用 5～7 天，如果接头里面有血液残留或怀疑污染，则需要立即更换接头。

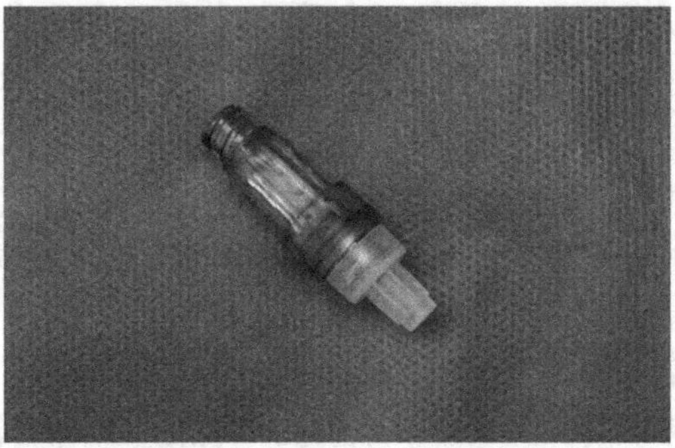

图 2-17　无针密闭式正压接头

彩图 2-17

（2）**肝素帽**：需通过针头与输液器或注射器等连接来用于给药，目前在临床上已经不常用于输液，多作为间歇给药患者非输液期间导管端口的保护装置来使用，具有价格低，经济实惠的优势（图 2-18）。

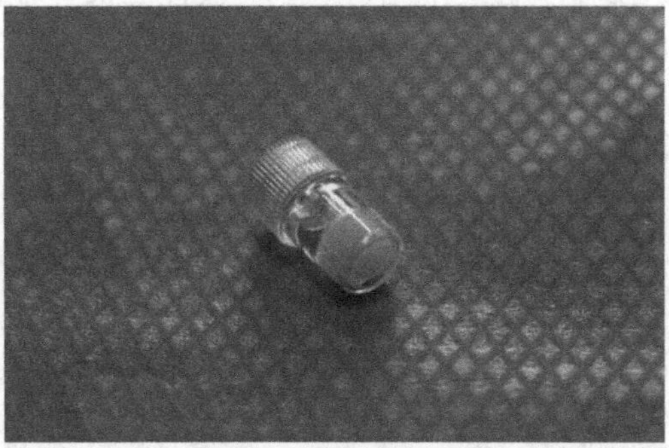

图 2-18　肝素帽

彩图 2-18

（3）**三通接头**：麻醉科、手术室、ICU、介入科等应用较广泛。可同时输注 2 种以上药物；通过三通接头的开关开始或停止给药；三通接头可应用于中心静脉堵管疏通、多种药物的混合配制、长期留置胃管患者肠内营养注入等（图 2-19）。

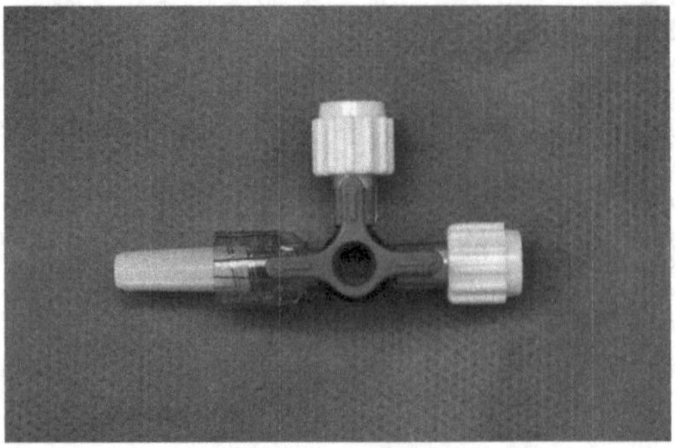

彩图 2-19

图 2-19　三通接头

41. 常用的输液器有哪些？

输液器的工作原理主要是通过重力或泵力使液体从输液袋或输液瓶中流入患者的静脉。过滤孔径的不同会影响输液过程中微粒的过滤效果。一般来说，过滤孔径越小，过滤效果越好，能过滤掉更多的微粒。

（1）根据输液器的材质分类

1）聚氯乙烯输液器：因其良好的柔韧性和耐用性而被广泛使用，但在生产过程中可能会添加塑化剂，这些塑化剂可能对人体健康产生不良影响。

2）热塑性弹性体输液器：是一种新型的环保材料，不含有 PVC 塑化剂，更安全。

（2）根据输液器的功能分类

1）普通输液器：在临床上最常见，用于一般性的液体输注，如生理盐水、葡萄糖溶液等（图 2-20）。

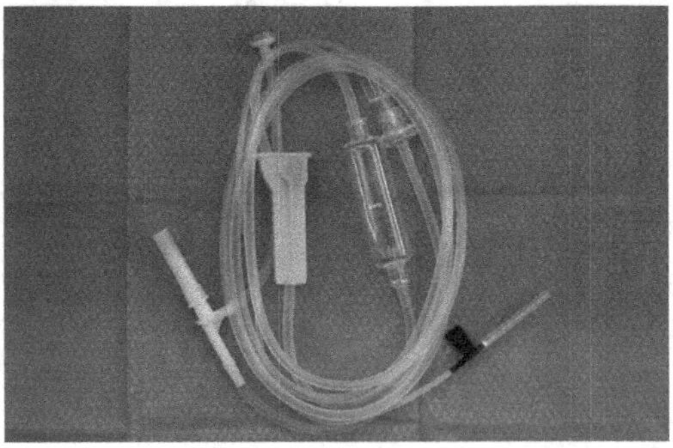

彩图 2-20

图 2-20　普通输液器

2）避光输液器：用于需要避光的药物输注，如一些抗肿瘤药物、降压药、血管扩张剂等（图 2-21）。

3）精密输液器：通常用于某些需要严格过滤微粒的药物输注，以减轻对血管的刺激或对人体的损害（图 2-22）。

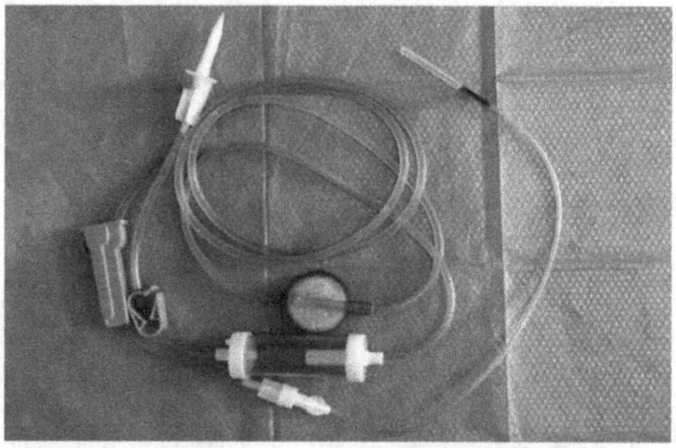

图 2-21　避光输液器

彩图 2-21

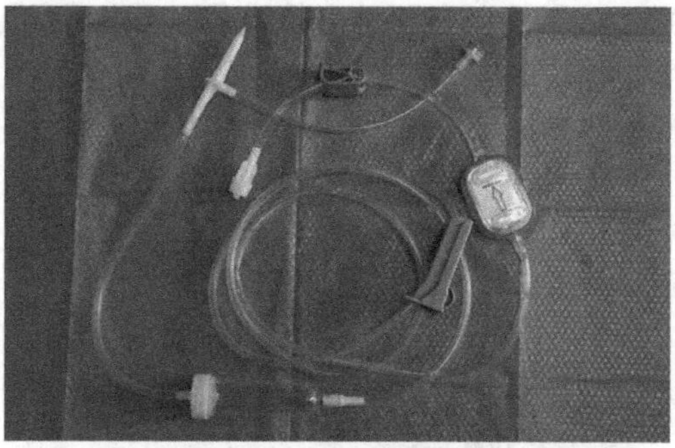

图 2-22　精密输液器

彩图 2-22

4）输血器：用于患者输血，因为它的茂菲氏滴管中有滤网，可以过滤掉血制品中的杂质，防止输血反应的发生（图 2-23）。

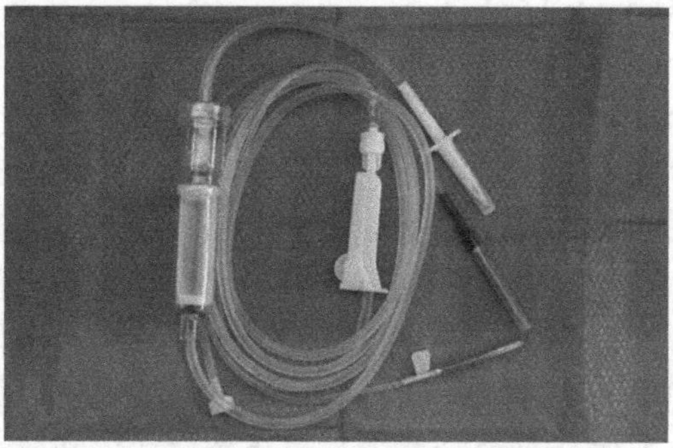

图 2-23　输血器

彩图 2-23

5）小儿输液器：专为儿童设计，具有较小的针头和流速控制，以适应儿童的输液需求。

42. 选择输液器的原则是什么？

临床上，我们会根据患者情况选择合适的输液器，有的患者、家属会想："为什么他使用的是白色的输液器，我使用的是褐色的输液器？"下面我们简单介绍下输液器的选择原则：

（1）根据药物性质选择：输注对光敏感的药物时选择避光输液器，防止药物在光照下变性和降解，从而影响药效。

（2）根据药物浓度选择：输注中药制剂、某些化疗药物等，应使用精密过滤输液器，可以过滤直径比较大的微粒，有效避免大微粒进入人体，还可以让药液成分更加纯净。

（3）根据药物对输液器材质的要求选择：参照药物使用说明中的要求选择合适的输液器，如肿瘤患者单抗类、靶向药使用时，避免使用含塑化剂的 PVC 输液器。

（4）根据患者的输液情况选择：患者输血时选择输血器；使用输液泵输液时选用泵用输液器（图 2-24）。

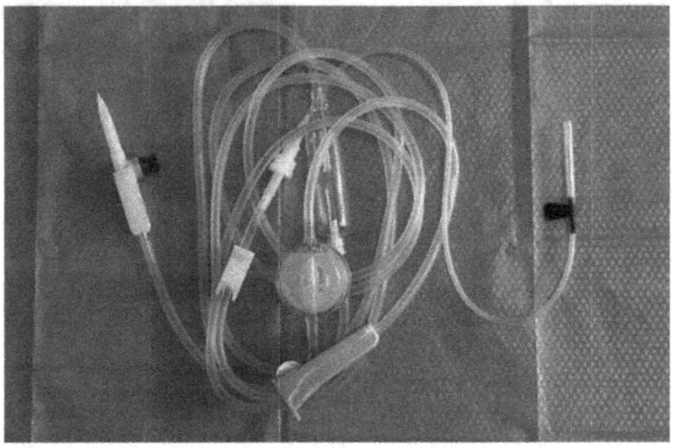

彩图 2-24

图 2-24　泵用输液器

43. 为什么不能随意调节输液速度？

在静脉输液过程中，为了能快些完成输液任务以便休息，很多患者或家属认为输液速度快慢无所谓，随意调节输液速度，实际这样的做法是不对的。

一般情况下，成年人的输液速度为每分钟 40～60 滴，儿童的输液速度为每分钟 20～40 滴，老年人的输液速度不应超过每分钟 40 滴。一些特殊患者，如心脏病或肺部疾病患者，其输液速度应减慢，一般为每分钟 30～40 滴，如果输液速度过快，容易加重心脏负担，引起心力衰竭或肺水肿等不良反应。

在临床上，有不少药物的输注都有严格的给药速度和给药剂量要求，如硝普钠、硝酸甘油等药物，需要用输液泵严格控制滴速，若滴速过快可能导致患者血压过低，影响安全；有些抗菌药如喹诺酮类的药物，一般情况下要求以每 0.2g 不少于 1 小时的速度静脉滴注，若滴速过快可能出现明显的不良反应；还有些药物需要快速输入才能有效，如 20%甘露醇 250ml 静脉滴注时间不宜超过 30 分钟，若滴速过慢则起不到降低颅内压的效果。

最适宜的输液速度是医护人员根据患者的年龄、病情、药物性质、输液总量和输液目的等多方面因素确定的，控制药液滴速，一是为了医疗安全，减少不良反应的发生；二是为了使药物达到最佳治疗效果，所以不能随意调节输液速度。

44. 输液时如何估算输液时间？

输液时间的估算对于患者和医护人员来说都是非常重要的，它有助于我们了解输液进度，确保药物在合适的时间内输注完毕。以下是估算输液时间的基本方法。

首先，需要知道输液的总容积（V，单位为 ml）；其次，需要知道滴系数，它是一个常数，代表每毫升液体对应的滴数，这个数值可能因不同的输液器而有所差异，通常取值为 20；最后，需要知道输液器的滴速（D，单位为滴/分），输液器的滴速可以通过调节器进行调节。输液时间（T，单位为分钟）可以通过以下公式进行估算：

$$T=(V\times \text{滴系数})/D$$

举个例子，如果你有一瓶 500ml 的药液，滴速设置为 60 滴/分，那么输液时间可以这样计算：$T=(500\times 20)/60$，所以这瓶 500ml 的药液大约需要 167 分钟才能输注完毕。

当然，实际的输液时间可能会受到一些因素的影响，如患者的体位、输液管路的阻力、药物的性质等。在实际操作中，医护人员会根据患者的具体情况和药物的特性来调节输液速度和输液时间。

45. 常用静脉输液工具的价格是多少？

随着科学技术和医疗技术的发展，输液工具的种类逐渐多元化，一次性静脉输液钢针、外周静脉留置针、MC、PICC、CVC、PORT 等输液工具应运而生，品种繁复。而临床中实际使用到的输液工具也因为品种、材质、制造工艺不同及生产厂商的不同而导致价格也不同。比如一次性静脉输液钢针的价格大约几角钱，外周静脉留置针大约几元到几十元不等，MC、PICC 的价格几百元，CVC 100 多元，PORT 的价格在 1000～2000 元。

46. 输液结束后输液接头需要保护吗？

输液接头需要进行保护。在输液结束后，应选择合适剂量的生理盐水进行充分的冲管，以减少营养液或血液在输液接头及导管内的残留，然后予以正压封管。为保持输液接头的密闭性、完好性及减少污染，不应随意触摸接头端口或拧动接头，还应保持局部清洁，并避免接头受到外力撞击。此外，即使输液接头外观正常，也应按规定的更换频率更换输液接头。

47. 留置静脉导管会影响以后血液透析管的留置吗？

留置静脉导管会影响以后血液透析管的留置，因此对正在进行血液透析或者将要进行血液透析的患者，应该考虑外周和中心血管的保护。有动静脉瘘的患者，应避免使用同侧前臂和上臂进行侵入性操作或静脉置管。此外，对有透析需求的患者，避免通过锁骨下静脉置入中心静脉导管，也应尽可能避免 PICC 的植入，因为此项操作会增加血栓形成、中心静脉狭窄和闭塞的风险。

48. 常用静脉输液工具都由哪些人员进行穿刺?

一次性静脉输液钢针、静脉留置针穿刺需要经过专业培训并取得资质的注册护士进行；CVC 置管需要经过专业培训并取得资质的临床医生或者麻醉医生进行；MC、PICC 需要经过专业培训并取得置管资质证书的注册护士进行；PORT 的植入应由经过专门培训并取得操作资质的外科医生和（或）临床护理专家执行操作。

49. 静脉导管留置在体内可以做 CT、磁共振等检查吗?

CT、磁共振等检查时不能携带金属物品，判断能否做 CT、磁共振等检查，需要根据留置在体内的静脉导管的材质来决定。例如已留置好的外周静脉留置针包括软管和塑料针座，含金属的针芯已被撤出，CVC、PICC、MC 均为硅胶或者聚氨酯材质，这些静脉导管留置在体内均可以做 CT、磁共振等检查。输液港导管部分为硅胶或聚氨酯材质，注射座材质主要是钛合金或缩醛树脂，钛合金的置入可能会影响磁场，从而影响图像质量。因此患者在行 CT、磁共振等检查前应主动告知输液港的存在，由检查的医师决定能否进行检查。需要注意的是，如果患者携带的输液港连接有无损伤针，或者正使用无损伤针输液时，由于无损伤针的针芯为不锈钢材质，因此必须结束输液且去除无损伤针后方可进行检查。

50. 拔除中心血管通路装置前需要做检查吗?

拔除中心血管通路装置前需要评估装置，了解装置留置期间的情况，必要时进行血管超声、血常规、凝血功能等检查。一般情况下，当血小板大于 50×10^9/L，且排除了血栓可能后，可以指导患者掌握血管通路装置拔除的注意事项，在患者的配合下，予以拔除。

51. 为什么静脉导管置入优先选择上肢?

首先，上肢大静脉距离心脏近，路径短，用药后能够通过上腔静脉系统迅速进入心脏并发挥作用，尤其是大量失血、失液，需要进行抢救时，便于所输液体快速进入有效循环，如肘正中静脉、头静脉、贵要静脉等。其次，上肢静脉对损伤具有一定的耐受性，根据解剖特点，上肢静脉炎的发生率远远低于下肢静脉，因此，静脉导管的置入优先选择上肢的血管。

52. 为什么静脉导管置入尽量不选择下肢?

下肢距离心脏远，下肢静脉路径长且静脉内瓣膜多，从而引起下肢静脉血流速度比上肢缓慢，药物在静脉血管内停留时间相对较长，从而加重药物对血管的损害，易产生静脉血栓和静脉炎。而且下肢输液时患者活动不方便，对日常生活影响也较大。所以静脉导管尽量不选择从下肢置入。

53. 中心血管通路装置置入时患者需怎么配合医务人员？

为保证中心血管通路装置顺利置入，患者需要从以下两个方面配合医务人员。

（1）体位配合：置入时体位摆放因穿刺部位不同而不同，在医务人员摆好体位、操作完成前，不可随意移动，如有不适可及时告知医务人员，医务人员同意后，可在其协助下进行体位的调整。一般来讲，颈内静脉或锁骨下静脉穿刺时，为充分暴露穿刺部位，常采取去枕仰卧位，将小枕垫在肩背部下，把头部放低，为缓解术中不适，可以提前练习，以备术中更好地配合医务人员。

（2）及时沟通：在置入过程中，如想要咳嗽、打喷嚏请示意医务人员。如出现心慌、胸闷、呼吸困难或穿刺点周围疼痛难忍等不适，也请立即告知医务人员，切不可随意移动身体，以免造成穿刺失败。

54. 中心血管通路装置置入前如何清洁置入部位皮肤？

中心血管通路装置置入前穿刺部位皮肤最佳的清洁方式是洗澡，洗澡后更换干净宽松的病服，戴圆帽和口罩进入置管室。人体皮肤及汗毛上有微生物，洗澡不仅能去除污垢，还能清除部分微生物，避免污垢、微生物经穿刺针带入血管内。不能洗澡的患者可用毛巾蘸肥皂水或沐浴液反复清洗置管部位及周边皮肤，保持皮肤清洁。如从上肢置入，则需清洗整个手臂及腋下部位皮肤，注意不要弄破皮肤。

55. 静脉输液工具的选择原则是什么？

静脉输液工具的选择与年龄、病情、过敏史、治疗方案、药物性质等有关。原则上，在满足治疗的前提下，选择管径最细、管腔数量最少、创伤性最小的静脉输液工具。理想的经外周静脉治疗用药，应该是等渗的且具有生理 pH 的药物，无法做到这一点时，应避免在外周静脉输入极端 pH 和渗透压的药物，以减少对血管内皮的损伤。治疗药物为等渗且具有生理 pH 的药物时，治疗时间不超过 4 天，可置入外周静脉留置针；治疗时间在 1～4 周时，适合使用长外周静脉导管、MC 或 CVC；大于 4 周或输注极端 pH 和渗透压的药物时，可考虑置入 PICC 或 PORT。

三、药　物　篇

1. 什么是药物的 pH？

输液药物的稳定性直接关系到临床用药的安全，药物稳定性受多种因素的影响，如温度、光照、电解质、配伍药物、所选溶媒、储存条件、放置时间等，其中，溶媒 pH 的影响至关重要，却往往被忽视。那么，pH 是什么？在溶液稳定性中起什么作用呢？

pH，也称氢离子浓度指数、酸碱值，来源于拉丁语词汇 *pondus hydrogenii*，意指“氢的量”，是通常意义上溶液酸碱程度的衡量标准。pH 范围在 0～14，pH 越趋向于 0 表示溶液酸性越强，越趋向于 14 表示溶液碱性越强。pH＜7，溶液呈酸性；pH＞7，溶液呈碱性；pH=7，溶液则为中性。

任何注射用药物均有其适宜的 pH 范围，以确保其溶液的稳定性及相容性，只不过有的药物允许的 pH 范围较大，而有的药物对 pH 要求比较严苛。因此，在选择配伍溶媒时，一定仔细阅读说明书中的相关要求，尤其注意对 pH 有无特殊规定。

2. 药物的 pH 对静脉有影响吗？

生理情况下，正常血液 pH 为 7.35～7.45，对人体而言，pH＜5 为强酸性，pH＞9 为强碱性。药液的 pH 在 6～8 时对血管影响较小，pH 超过此范围时，可导致酸碱平衡失调，影响上皮细胞吸收水分，增加血管通透性，出现局部红肿、血液循环障碍、组织缺血缺氧，干扰细胞内膜的正常代谢及正常功能，增加化学性静脉炎的发生率（表 3-1）。

表 3-1　静脉炎的标准分级

等级	临床标准
0	没有症状
1	穿刺部位发红，伴或不伴有疼痛
2	穿刺部位疼痛伴有发红和（或）水肿
3	穿刺部位疼痛，有红斑条纹形成，可触及条索状静脉
4	穿刺部位疼痛并伴有红斑条纹形成，可触及的条索状静脉长度＞25.4mm（1 英寸） 脓液流出

3. 什么是药物的渗透压？

溶液通过半透膜由低浓度梯度向高浓度梯度扩散的现象称为渗透，阻止渗透所需施加的压力，称为渗透压。通俗来讲，渗透压表示的是溶液吸收的能力，渗透压高的一方吸水能力强，可以把水从渗透压低的一方吸过来，俗称“水往高渗处流”。在等渗的溶液中，细胞的体积不变；而在高渗的溶液中，细胞因失水出现皱缩；而在低渗溶液中，水分进入细胞内导致细胞饱胀。临床上使用的生理盐水、5%葡萄糖溶液都是等渗的溶液（渗透压与血浆渗透压相等的溶液），当它们进入人体血液之后，使红细胞悬浮在其中，可以保持红细胞正常的形态和大小。

生理情况下，正常人体血浆渗透压为 280～310mOsm/L，输注的药物渗透压＜400mOsm/L 为低度危险，渗透压在 400～600mOsm/L 为中度危险，渗透压＞600mOsm/L 为高度危险，高度危险的药物可在 24 小时内造成化学性静脉炎。

4. 渗透压与静脉炎有关系吗？

血浆渗透压的升高是导致静脉炎的主要因素之一。当输入高渗液体时，血浆渗透压升高，组织渗透压随之升高，血管内皮细胞脱水，进而局部血小板聚集，并释放前列腺素 E_1、E_2，静脉通透性增加，白细胞浸润并产生炎症改变，产生静脉炎。当药物渗透压大于 450mOsm/L，可能会引起静脉炎；大于 600mOsm/L 则必定引起静脉炎。

5. 临床上常见的静脉用高渗性药物有哪些？

（1）渗透性利尿剂：如 20%甘露醇、山梨醇等，其渗透压为 1100mOsm/L，它们通过提高血浆渗透压，促使水分从组织向血管内转移，从而达到利尿的目的。

（2）电解质溶液：如 10%氯化钠、10%氯化钾、50%葡萄糖、10%葡萄糖酸钙、25%硫酸镁等，用于补充电解质，纠正水、电解质紊乱。

（3）营养补充液：如脂肪乳（渗透压＞750mOsm/L）、氨基酸（18AA-Ⅱ）注射液（渗透压在 600～900mOsm/L）用于补充营养及能量。

6. 临床上常见的静脉用等渗性药物有哪些？

（1）0.9%氯化钠溶液：主要用于纠正身体因水电解质流失过多所产生的脱水及酸中毒等症状。

（2）5%葡萄糖溶液和 5%葡萄糖氯化钠溶液：用于增加血糖浓度，缓解因血糖浓度过低而造成的昏迷无力等症状，同时可以补充电解质和葡萄糖，并提供能量。

（3）1.87%乳酸钠溶液：主要用于纠正代谢性酸中毒，以及作为腹膜透析液中的缓冲剂。

（4）1.4%碳酸氢钠溶液：可用于治疗胃酸过多，中和胃酸，以及治疗代谢性酸中毒。

7. 临床上常见的静脉用低渗性药物有哪些？

常见的低渗溶液包括蒸馏水、0.45%氯化钠溶液、甘油磷酸钾等。

低渗性药物可能会导致水分从血管内流向组织，加重细胞水肿，甚至引发脑水肿等严重后果。

8. 临床上常见的抗肿瘤药物有哪些？

（1）抗代谢药物

1）甲氨蝶呤：主要用于治疗急性淋巴细胞白血病、淋巴瘤、乳腺癌、宫颈癌、睾丸癌等。不良反应有白细胞和血小板减少、口腔炎、胃肠炎、脱发、皮疹等。

2）氟尿嘧啶：主要用于治疗实体瘤，如结直肠癌、乳腺癌、卵巢癌、胰腺癌、胃癌及头颈部癌等。常见不良反应有恶心、呕吐、腹泻、口腔黏膜溃疡、脱发、骨髓抑制等。

3）阿糖胞苷：用于治疗急性非淋巴细胞白血病。主要不良反应有恶心、呕吐、腹泻和严重的骨髓抑制。

4）吉西他滨：用于治疗非小细胞肺癌、胰腺癌及其他实体瘤等。常见不良反应为骨髓抑制、恶心、呕吐、口腔溃疡、血栓性静脉炎和肝功能受损等。

5）巯嘌呤：主要用于急性淋巴细胞白血病缓解期的维持治疗。不良反应有胃肠道毒性和骨髓抑制，也可见肝毒性。

6）羟基脲：用于治疗慢性粒细胞白血病、真性红细胞增多症、原发性血小板增多症等骨髓增殖性疾病，也可用于黑色素瘤等。不良反应有骨髓抑制，偶有血管溃疡和血管坏死。

（2）干扰蛋白质合成与功能的药物

1）长春新碱：用于治疗儿童急性淋巴细胞白血病、肾母细胞瘤、霍奇金病等。常见不良反应有感觉异常、腱反射消失等。

2）长春瑞滨：主要治疗非小细胞肺癌。常见不良反应为白细胞减少、感觉神经障碍、胃肠道反应等。

3）紫杉醇：用于治疗乳腺癌、卵巢癌、头颈部癌、非小细胞肺癌、小细胞肺癌、食管癌等上皮性肿瘤。本药易引起急性超敏反应，如低血压、呼吸困难和风疹。紫杉醇具有心脏毒性，易导致心动过缓、房室传导阻滞、心肌梗死等。

4）多西他赛：作为一线药物治疗转移性乳腺癌有较好疗效，也可用于治疗卵巢癌、头颈部癌和非小细胞肺癌。本药可引起感觉障碍、恶心、呕吐等。

5）三尖杉酯碱：主要用于治疗急性粒细胞白血病。其常见不良反应有骨髓抑制和胃肠道反应，偶有脱发。

6）左旋门冬酰胺酶：治疗淋巴系统的恶性肿瘤。常见不良反应为超敏反应，表现为荨麻疹、低血压、喉痉挛、过敏性休克等。

（3）嵌入 DNA 干扰转录过程的药物

1）放线菌素 D：治疗横纹肌肉瘤和儿童肾母细胞瘤。其常见不良反应有恶心、呕吐、口腔炎和胃炎等。

2）柔红霉素：主要用于急性淋巴细胞白血病等。心脏毒性是该药物最严重的不良反应，表现为心律失常、传导异常等。

（4）影响 DNA 结构与功能的药物

1）环磷酰胺：用于淋巴瘤、乳腺癌、小细胞肺癌等。主要不良反应为白细胞减少及出血性膀胱炎。

2）氮芥：主要用于治疗霍奇金病，主要不良反应有严重的恶心和呕吐、骨髓抑制及脱发。

3）白消安：适用于慢性粒细胞白血病，常见不良反应为骨髓抑制等。

4）顺铂：对多种实体瘤有较好疗效，如卵巢癌、乳腺癌、肺癌等。顺铂具有肾毒性、神经毒性、骨髓抑制等副作用。

5）依托泊苷：治疗小细胞肺癌、霍奇金病和白血病。常见不良反应有骨髓抑制、过敏反应、恶心和呕吐等。

（5）影响体内激素平衡的药物

1）己烯雌酚：对前列腺癌和绝经超过 5 年的乳腺癌患者有治疗价值。常见不良反应有颜面潮红、恶心、呕吐、皮炎、体液潴留等。

2）丙酸睾酮、氟他胺：临床应用于晚期乳腺癌和乳腺癌转移者。

3）甲地孕酮、醋酸甲羟孕酮：可用于激素敏感的转移性激素依赖性乳腺癌和绒毛膜上皮癌的治疗。

4）泼尼松、地塞米松：抑制淋巴组织中淋巴细胞的生成，可联合细胞毒性药物治疗急慢性白血病、淋巴瘤等。

5）亮丙瑞林、戈舍瑞林：治疗前列腺癌、绝经前激素受体阳性的乳腺癌。使用这类药物早期可出现一过性促性腺激素分泌增加，常见不良反应有体温升高、阳痿等。

6）氨鲁米特：用于治疗激素受体阳性的复发性乳腺癌和转移性乳腺癌。不良反应有短暂的中枢神经系统功能障碍和斑丘疹等。

（6）肿瘤生物治疗药物

1）利妥昔单抗：应用于各种复发或难治性的非霍奇金淋巴瘤、慢性淋巴细胞白血病等。

2）曲妥珠单抗：可治疗未接受过化疗的转移性乳腺癌。部分患者会出现过敏反应。

3）伊马替尼：用于治疗慢性粒细胞白血病等。常见不良反应包括恶心、呕吐、水肿和肌肉痉挛等。

9. 使用抗肿瘤药物时要注意些什么？

抗肿瘤药物在杀伤肿瘤细胞的同时，对某些正常组织也有一定程度的损害，正所谓“杀敌一千，自损八百”。使用该类药物前应定期检查患者的主要脏器功能和血常规，若有异常应及时处理；疗程结束后应定期随访，对药物的近期、远期毒性进行动态观察。

（1）遵循医嘱：按照治疗方案及医生的建议规律治疗，患者不得擅自调整剂量和疗程，以利于维持药物在体内的稳定浓度，提高治疗效果。

（2）注意药物相互作用：患者在使用抗肿瘤药物期间，应告知医生自己正在使用的其他药物，以避免不必要的药物相互作用。

（3）关注药物不良反应：抗肿瘤药物可能导致一系列不良反应，如恶心、呕吐、脱发、皮疹等。患者在使用过程中，应密切关注身体变化，并及时向医生反馈，以便医生调整治疗方案。

（4）药物储存与安全使用：按照药物使用说明书及医生的建议妥善存放，避免药物失效或污染。部分抗肿瘤药物具有遗传毒性，患者在使用过程中需遵循医生建议，采取相应的安全措施，如采取避孕措施。

（5）定期检查：在抗肿瘤药物治疗过程中，患者需要定期进行相关检查，以评估病情和药物疗效。

（6）注重自我防护：使用抗肿瘤药物期间，患者应注重个人卫生和自我防护，加强营养摄入，保持良好的生活习惯，提高身体抵抗力，预防感染。

（7）心理调适：抗肿瘤药物治疗期间，患者需保持良好的心态，积极面对疾病。

10. 临床上常见的静脉用抗生素类药物有哪些？

抗生素是由微生物（包括细菌、真菌、放线菌属等）产生的具有抑制或杀灭其他微生物及其活性的一类物质。抗生素除了从微生物的培养液中提取以外，还可用半合成或合成的方法制备。抗生素的类别很多，常见的有以下几类。

（1）β-内酰胺类：包括青霉素、头孢菌素及其他 β-内酰胺类。这一类抗生素具有抗菌活性强、毒性低、临床疗效好等特点。如青霉素类（如阿莫西林、美洛西林等）、头孢类（如头孢唑林、头孢他啶等）、碳青霉烯类（如亚胺培南、美罗培南等）等，它们通过抑制细菌细胞壁的合成，导致细菌死亡。

（2）大环内酯类：是一类具有 14～16 元大内酯环基本化学结构的抗生素，

常用作对革兰氏阳性菌、革兰氏阴性球菌、厌氧菌和军团菌属等病原体引起的呼吸道、皮肤软组织等部位的感染，以及作为支原体属、衣原体属感染的首选药和对β-内酰胺类过敏患者的替代药，如红霉素、阿奇霉素、克拉霉素等，通过抑制细菌蛋白质的合成，从而抑制细菌生长。

（3）氟喹诺酮类：如环丙沙星、左氧氟沙星、莫西沙星等，通过抑制细菌DNA回旋酶和拓扑异构酶，阻断细菌DNA复制，从而抑制细菌生长。

（4）氨基糖苷类：如庆大霉素、阿米卡星、妥布霉素等，通过破坏细菌细胞膜和抑制蛋白质合成，导致细菌死亡。

（5）糖肽类：如万古霉素、去甲万古霉素等，通过抑制细菌细胞壁的合成和诱导细菌细胞膜孔的形成，导致细菌死亡。

（6）四环素类：如四环素、多西环素等，通过抑制细菌蛋白质的合成，从而抑制细菌生长。

（7）氯霉素类：如氯霉素，通过抑制细菌蛋白质的合成，从而抑制细菌生长。

（8）磺胺类：如复方磺胺甲噁唑、磺胺嘧啶等，通过抑制细菌的二氢叶酸合成酶，阻断细菌核酸合成，从而抑制细菌生长。

11. 临床上常见静脉用血管活性药物有哪些？

血管活性药物是通过调节血管舒缩状态，改善血管功能，维持稳定的血流动力学，保证重要脏器血流灌注的一类药物，包括血管加压药、正性肌力药和血管扩张剂。血管活性药是心脑系统疾病患者及急危重症患者救治过程中的常用药物。

（1）血管加压药：这类药物通过收缩血管，升高血压，增加心排血量，从而升高组织灌注压，如去甲肾上腺素、肾上腺素、异丙肾上腺素、多巴胺、多巴酚丁胺、间羟胺等。

（2）正性肌力药

1）肾上腺素类：通过作用于不同的肾上腺素受体而发挥正性肌力作用，主要有：①儿茶酚胺类，肾上腺素、去甲肾上腺素、多巴胺、多巴酚丁胺；②非儿茶酚胺类，麻黄碱、间羟胺。

2）非肾上腺素类：不作用于细胞膜表面受体，而是通过不同的途径，促使心肌细胞钙的释放和内流，从而产生正性肌力作用。包括：①洋地黄糖苷类，地高辛、洋地黄毒苷等；②非苷类强心药，磷酸二酯酶抑制剂、钙剂、胰高血糖素。

（3）血管扩张剂：这类药物通过扩张血管，降低血压，增加血管容量，从而提高组织灌注。扩血管药物包括硝酸酯类、α受体阻滞剂、钙通道阻滞剂、血管紧张素Ⅱ受体阻滞剂等。

1）硝酸酯类：硝酸酯类药物在平滑肌细胞能与硝酸酯受体结合，并被硝酸酯受体的巯基还原成亚硝巯基，释放的一氧化氮舒张血管。常见药物有单硝酸异山梨酯、硝酸异山梨酯、硝酸甘油、硝普钠等。

2）α受体阻滞剂：通过阻断血管平滑肌α_1受体和直接舒张血管平滑肌作用，使血管扩张。常见药物有酚妥拉明、妥拉唑林。

3）钙通道阻滞剂：选择性作用于钙通道，阻滞细胞外钙离子流入细胞内，使血管扩张。常见药物有二氢吡啶类如硝苯地平、尼莫地平片、氨氯地平；非二氢吡啶类如地尔硫䓬、维拉帕米等。

4）血管紧张素Ⅱ受体阻滞剂：通过拮抗组织的血管紧张素Ⅱ受体，使血管的紧张性下降，从而扩张血管。常见药物有缬沙坦等。

12. 使用静脉用血管活性药物时需要注意些什么？

（1）严防药物外渗： 这类药物对血管有刺激作用，如果穿刺针头发生偏移或在同一个部位长时间输液，可能会导致药物外渗或渗出到周围组织，严重的可能会造成局部组织缺血、坏死等。因此，一旦出现穿刺部位疼痛、麻木、肿胀等异常情况，应及时报告给医护人员处理。

（2）严禁擅自调节输液速度： 由于血管活性药物的特殊性，应避免擅自调节输液速度，使用期间应严密观察输液速度，防止药液意外加快或者中断。

（3）遵医嘱用药，观察用药后的反应： 这类药物对血管有舒缩作用，在使用中可能会导致低血压或高血压，从而出现头晕、头痛、心慌等症状，应及时报告给医生，以便进行相应处理。

（4）注意药物配伍禁忌： 输注过程中尽量避免与其他药物共用同一输液通道。

13. 临床上常见静脉用高浓度药物有哪些？

临床上常见静脉用高浓度药物包括高浓度电解质类药物和某些高浓度非电解质类药物。高浓度电解质类药物有10%氯化钾注射液、10%氯化钠注射液、5%碳酸氢钠注射液、20%或50%葡萄糖注射液等。高浓度的非电解质类药物有20%甘露醇等。

14. 使用静脉用高浓度药物时要注意些什么？

（1）注意药物速度： 根据病情及药物性质控制输液速度，例如，输注10%氯化钾注射液时速度宜缓慢，以减少对血管的刺激，而20%甘露醇则应快速输注，以达到减轻脑水肿的目的。

（2）避免药物外渗： 高浓度药物外渗可能导致局部组织损伤，药物输注过程中切勿剧烈活动，防止针头移位，避免药物外渗。

（3）输注过程中自我观察： 高浓度药物可能导致患者不适。在输注过程中，如果发生腹部疼痛、恶心、胸闷、呼吸困难、穿刺部位疼痛等不适，应立即告知医务人员并及时处理。

15. 临床上常见的静脉用营养性药物有哪些？

（1）**氨基酸类**：如复方氨基酸、丙氨酰谷氨酰胺等用于补充人体所需的氨基酸，促进蛋白质合成，改善营养状况；支链氨基酸、芳香族氨基酸等用于改善肝功能，促进蛋白质合成。

（2）**脂肪乳剂类**：如大豆油、中链甘油三酯等，用于提供能量和必需脂肪酸，满足人体生理需求。

（3）**碳水化合物类**：如葡萄糖、果糖等，用于补充能量，改善糖代谢。

（4）**电解质及微量元素类**：如氯化钠、氯化钾、钙剂、微量元素等，用于补充人体所需的电解质和微量元素，维持电解质平衡。

（5）**维生素类**：如水溶性维生素、脂溶性维生素等，用于补充人体所需的各类维生素，维持正常代谢。

（6）**生长因子类**：如表皮生长因子、胰岛素等，用于促进细胞生长、修复和再生。

（7）**血浆蛋白替代剂**：如白蛋白、免疫球蛋白等，用于补充血浆蛋白，提高血浆胶体渗透压。

16. 静脉输注营养性药物时要注意些什么？

（1）**注意药物的浓度和输注速度**：输注营养性药物时速度不宜过快，浓度不宜过高，以防发生静脉炎、水肿等不良反应。严格按照医生的建议控制药物的浓度和输注速度，切不可自行调节输液速度。

（2）**自我观察**：静脉输注营养性药物时，患者应关注自身输液反应，如果出现不适症状，应及时通知医生进行处理。

（3）**避免输液管道污染**：营养性药物输注过程中应避免输液管道受到污染，一旦输液管道发生脱落应及时告知护士，切不可自行将脱落的输液器插入药瓶中。

（4）**饮食调整**：静脉输注营养性药物时，患者需要配合医生进行饮食调整，以保证药物的疗效，避免不良反应的发生。

17. 临床上常见的强酸强碱性药物有哪些？

人体血液的 pH 为 7.35～7.45，pH＜5 的药物为强酸性药物，pH＞9 的药物为强碱性药物。临床上常见的通过静脉途径给药的强酸性、强碱性药物如下。

（1）**强酸性药物**：盐酸左氧氟沙星、盐酸胺碘酮注射液、盐酸昂丹司琼注射液、盐酸阿扑吗啡注射液、盐酸酚苄明注射液、盐酸尼卡地平注射液、醋酸奥曲肽注射液、辅酶 Q10 注射液、奥硝唑注射液、氯化琥珀胆碱注射液、维生素 B_1 注射液、维生素 B_6 注射液、咪达唑仑注射液等。

（2）**强碱性药物**：5%碳酸氢钠注射液、注射用更昔洛韦、注射用泮托拉唑钠、注射用奥美拉唑钠、注射用苯妥英钠、硫代硫酸钠注射液、复方磺胺甲噁唑注射液、磺胺嘧啶钠注射液、替加氟注射液等。

18. 使用强酸强碱性药物时要注意些什么？

（1）遵循药物使用说明书，使用之前应仔细阅读说明书，严格按照说明书上的用药方法和用药剂量使用。需使用溶液稀释配制时，不得随意变更配制溶液，以免引起药物酸碱性质的改变。

（2）强酸强碱性药物对血管内皮细胞具有损伤性，损伤程度与输注药物剂量、静脉血流量、输注持续时间等有关。输注此类药物时，建议选择血流量较大的血管、较慢的输注速度。

（3）强酸强碱性药物在输注过程中，应加强观察，查看局部有无肿胀、疼痛等不适。强酸强碱性药物外渗，可使用非药物方法处理，如抬高肢体、外科清洗，严重者可使用透明质酸酶沿外渗边缘多部位皮下注射，应避免使用中和外渗的酸/碱性药物，以防止气体形成和放热反应加重而致组织损伤。

19. 白蛋白是一种什么药？

白蛋白是人类血浆中占比最高的一种多功能蛋白质，由肝细胞合成分泌至血液中。我们常说的其实是人血白蛋白的药物制剂，它是从健康人血浆中分离、纯化制备的蛋白胶体溶液，用于补充血管内外白蛋白，目前在临床救治危急、重症患者中广泛应用；另外，白蛋白属于血液制品，价格昂贵，资源紧缺，国家卫生健康委已将人血白蛋白纳入《第二批国家重点监控合理用药药品目录》（图 3-1）。

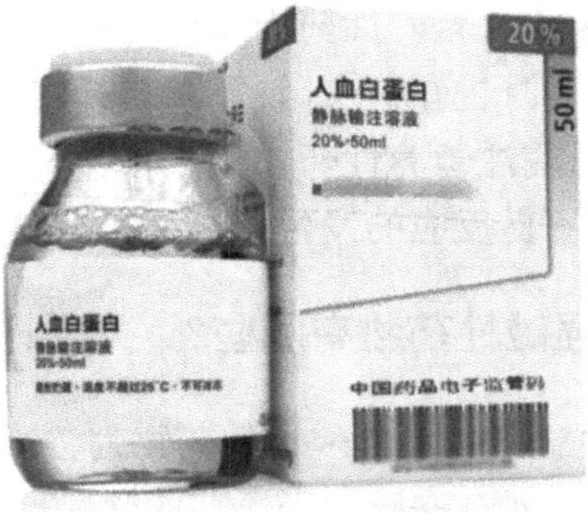

彩图 3-1

图 3-1　白蛋白制剂

20. 白蛋白有什么作用？

白蛋白作为人体血浆的一部分，最直接的作用就是扩充血容量。我们可以把白蛋白理解为一块干海绵，在人体自身血容量出现丢失不足时，进入血液的白蛋白可以将组织中的水分吸收过来，从而使血液容量增加，1g 白蛋白可以吸收 18ml 水，因此输注 25g 白蛋白可为患者扩充血容量约 450ml。除此之外，白蛋白在血液中与其他组织器官产生的一系列反应，还能发挥其他作用。

（1）**增加循环血容量和维持血浆胶体渗透压**：用于血容量不足的患者，如失血过多、烧伤引起休克时的紧急治疗。

（2）**运输和解毒作用**：它能结合血液中的阴、阳离子，输送不同的物质，也可将有毒物质输送至解毒器官。

（3）**营养供给作用**：组织蛋白和血浆蛋白可互相转化，在机体出现氮代谢障碍时，白蛋白可作为氮源为组织提供营养。

（4）**抗炎作用**：通过降低氧化应激反应，改善细胞氧化状态，可用于全身炎性反应综合征和脓毒症。

（5）**抗栓与抗凝作用**：白蛋白可以通过与一氧化氮结合形成 S-亚硝基硫醇，显著减少一氧化氮的失活，从而起到增强抗血小板聚集的作用。

（6）**血管保护作用**：白蛋白能够与细胞基质结合，发挥血管保护作用。相比于晶体液和人造胶体，白蛋白能更好地维护血管内皮的完整性，维持患者微循环功能稳定。

21. 身体健康的人能输注白蛋白吗？

有人认为“白蛋白能补充营养、能强身健体、增强免疫力”，是一种“神药”，不管身体是否健康，输来“补一补”对身体总是有好处的，然而并非如此。人血白蛋白的营养价值不全面也不均衡，缺乏色氨酸、异亮氨酸等人体必需氨基酸，并不能作为补充蛋白质的主要来源。事实上，白蛋白不但无法使机体免疫力获得增强，而且微量 α_1-酸性糖蛋白还会造成机体免疫力下降，对体内白蛋白含量正常者输注白蛋白，会导致机体自身白蛋白合成受到抑制，造成自身白蛋白分解速度加快，还容易诱发血钠增高及循环负荷过重的异常反应。

白蛋白作为一种血液制品，是有可能出现不良反应的。大约 0.1%的用药患者会出现过敏反应，如潮红、皮疹、发热、寒战、恶心、呕吐、心动过速和低血压；部分患者可能出现水肿、液体过载、急性肾损伤（高胶体渗透压溶液）等不良反应。

目前我国人血白蛋白的使用量巨大，资源短缺，主要依赖进口，因而价格昂贵，由于部分患者或家属对白蛋白的认识误区，在临床上要求医生开具白蛋白处方，这又进一步造成了药品资源的浪费，给白蛋白的临床应用管理增加难度。因此合理规范地使用白蛋白，才能降低医疗负担，使真正需要的患者有药可用。

22. 输注白蛋白时需要注意些什么？

白蛋白作为血液制品，在输注过程中可能出现不良反应，作为患者或者家属应该要注意哪些方面呢？

（1）**监测体温变化**：发热时机体的抵抗力会增加，容易出现对异体蛋白的过敏反应，因此在输注白蛋白前后及输注过程中患者应密切关注自身体温变化，如有发热应立即告知医护人员。

（2）**关注穿刺部位**：白蛋白是胶体溶液，在血管内会产生较高的胶体渗透压，属于高渗液体，在输注过程中容易发生输液渗出，也就是我们俗称的“走针”。一方面，人血白蛋白价格较贵，渗出造成药物浪费；另一方面，药物渗入皮下组织不仅引起疼痛，大量渗出甚至可能导致局部皮肤坏死。所以在输注白蛋白时一定要观察穿刺点有无疼痛、肿胀等不适，发现异常及时告知护士。

（3）**勿擅自调节输液速度**：白蛋白的输液速度不可过快，因为大量输注白蛋白时血浆中的蛋白质含量突然升高，会引起血浆胶体渗透压升高，组织间隙中的水分大量流向血管内，导致组织脱水；同时也会增加过敏、肺水肿等不良反应发生的风险。

（4）**注意白蛋白的过敏反应**：白蛋白属于血液制品，可出现皮疹和其他的过敏症状，因此在输注过程中患者若出现皮肤瘙痒、红疹等不适，需要立即告知医护人员。

23. 球蛋白是一种什么药？

球蛋白是一种存在于人体中的血清蛋白，它具有免疫作用，全称是免疫球蛋白，临床上使用的静脉注射人免疫球蛋白，也称丙种球蛋白，是通过采集大量健康献血者血浆混合制备而成，属于一种生物制剂（图 3-2）。

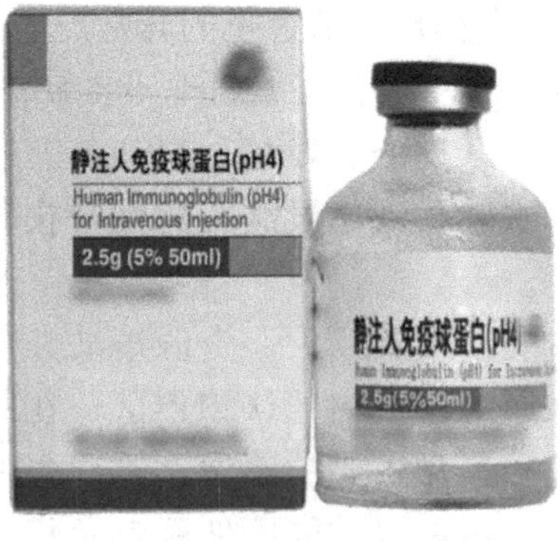

图 3-2　免疫球蛋白制剂

彩图 3-2

由于生产原料为多人份混合血浆，使得丙种球蛋白中含有抗自身抗体、抗外来抗原抗体、抗独特型抗体等多种抗体，可发挥广泛的免疫调节和抗炎作用。作为重要血浆蛋白制品之一，丙种球蛋白由于其严格的生产管理、血浆来源的短缺，目前还存在临床供应相对紧缺的情况。

24. 球蛋白有什么作用？

（1）增强机体的抗感染能力：球蛋白可特异性地识别病原体，并与之结合，诱导吞噬细胞对病原体进行吞噬，从而起到清除病原体的作用。

（2）增强免疫调节功能：球蛋白还可以与毒素或抗原相结合，将其包围，并交给吞噬细胞消灭，保护细胞免受毒素的攻击与损伤，从而保护器官及机体健康，加速康复；同时它可中和抗原，防止抗原作用于神经细胞，使免疫细胞产生的抗自身抗体减少，保护髓鞘免受自体攻击。例如，球蛋白可以保护吉兰巴雷综合征患者免受神经损伤。

（3）增强机体免疫稳态：球蛋白可以刺激树突状细胞，增加调节性 T 细胞群，维持免疫系统对自身成分的耐受，使机体保持免疫稳态，如静脉输注免疫球蛋白可作为自身免疫性脑炎的一线免疫治疗药物。

简而言之，球蛋白既能帮助机体对抗外来病毒的入侵，又能在一定程度上保护机体内部正常的细胞和神经免受免疫系统的误伤（图 3-3）。

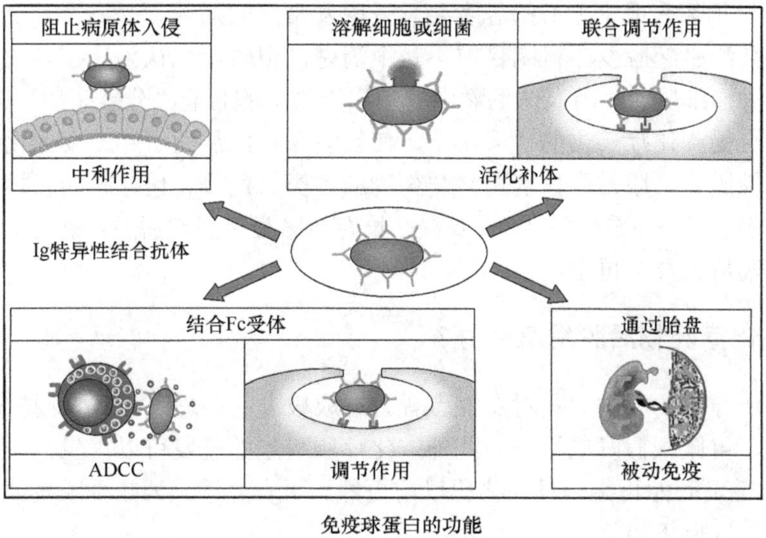

图 3-3　免疫球蛋白的功能

ADCC 代表抗体依赖的细胞介导的细胞毒性作用

彩图 3-3

25. 身体健康的人能输注球蛋白吗？

球蛋白虽然可以增强机体免疫力，但作为正常健康人，并不建议去输注，原因有以下几点：

（1）球蛋白实质上属于血液制品，有一定概率出现过敏反应，美国食品药品监督管理局也曾发布过安全通报，警告球蛋白存在血栓形成的风险。

（2）球蛋白注入人体后产生的免疫力不是人体自身主动产生的，是被动获得的。人体自身本来能够合成球蛋白，但是如果经常使用外来药品，就会抑制自身抗体的产生，从而降低机体的抗病能力。

目前血液制品资源稀缺，价格普遍较高，应避免药品资源的浪费，使球蛋白发挥最大的临床疗效，真正意义上使患者受益。

26. 输注球蛋白时需要注意些什么？

（1）**密切关注有无不良反应：**由于球蛋白是血液制品，在输注过程中可能出现不同程度的过敏反应，如面色潮红、呼吸急促、腹痛、恶心、呕吐，个别患者诱发哮喘，甚至休克，一旦出现异常，应立即告知医护人员，以便及时处理。

（2）**输注后可多饮水：**输注静脉用人免疫球蛋白，可能使血液处于高凝状态，所以务必多饮温开水，每日2000～2500ml为宜。

27. 输注化疗药物后为何会脱发？

很多患者在输注化疗药物后会出现脱发，化疗引起脱发的发病率占化疗患者的65%，每年都有成千上万的患者要忍受脱发带来的痛苦。

化疗药物引起脱发的机制目前不是很清楚，很多研究认为化疗药物在攻击分裂旺盛的肿瘤细胞时，因人体毛囊中的角质形成细胞也有“分裂旺盛”这一特点，因此通常会受到化疗药物的“误伤”，使毛囊受损，从而引起脱发。化疗后脱发属于暂时性脱发，脱发的程度通常与药物的种类、剂量、化疗时间长短、药物的联合使用等有关。环磷酰胺、多柔比星、长春新碱最常引起脱发，脱发率可达80%以上，停药后头发会再生。

28. 输注化疗药物后脱发怎么办？

化疗所导致的脱发尤其对女性患者会造成极大的心理负担，为保持个人形象，脱发期间，可佩戴假发或帽子。此外，化疗所引起的脱发可以再生，一般停药后1～2个月毛发开始再生，且往往比以前更黑、更有光泽，为减少脱发或促进头发再生，可采取以下措施。

（1）为预防化疗所致的脱发，化疗前10分钟可给患者戴上冰帽，使头皮冷却，局部血管收缩，减少药物到达毛囊，对减轻脱发有一定的预防作用。

（2）按摩头皮可缓解头皮紧张，让头皮获得舒展，促进头部微循环，从而减少脱发的情况，还能刺激头发的生长，按摩的力度要轻柔，可利用指腹或圆梳按摩，以减少对头皮的刺激。

（3）脱发后，头皮很敏感，避免使用刺激性的香皂或洗发水，头发可以剪短，但不要染发和烫发，也不要用温度高的吹风机吹头发。

（4）脱发的患者应注意饮食清淡，少食刺激性食物，多吃水果、蔬菜或内服维生素 B_6、维生素 B_2 等，食疗药膳有益头发再生，有研究表明，服用中药“益气散结膏”也可有效促进脱发患者头发再生。

29. 使用化疗药物后为何会恶心、呕吐？

化疗是肿瘤患者常用的治疗手段，它在杀死肿瘤细胞的同时也会产生不良反应，给身体带来极大伤害，其中最常见的不良反应是恶心、呕吐。那么，化疗为什么会引起恶心或呕吐呢？

（1）**中枢性机制：**化疗后的恶心、呕吐反应与呕吐中枢及化学催吐感受区密切相关。呕吐中枢位于延髓，分布广泛，实验表明用微电极直接刺激该部位就可引起呕吐；化学催吐感受区，位于第四脑室的最后区，对一些来自血液或脑脊液中的化学物质很敏感，但用微电极直接刺激该区不引起呕吐。

（2）**胃肠道机制：**化疗后恶心、呕吐与胃肠道关系也十分密切。胃肠道黏膜特别是肠嗜铬细胞中含大量 5-羟色胺，化学药物刺激胃肠道黏膜及嗜铬细胞引起 5-羟色胺的大量释放，兴奋胃肠道黏膜的迷走神经，兴奋冲动经神经传导至呕吐中枢引起呕吐反射。此外，科学家们还发现，致吐的化疗药物可刺激胃肠道黏膜，引起黏膜损伤，导致黏膜上的嗜铬细胞释放 5-羟色胺并与内脏中的 5-羟色胺 3 型受体结合，产生神经冲动传导至呕吐中枢引起呕吐。

随着医疗水平的提高，为控制化疗引起的恶心、呕吐，临床常用药物主要是一系列受体拮抗剂，如 NK-1 受体拮抗剂、多巴胺受体拮抗剂、5-羟色胺 3 型受体拮抗剂等，精准的药物使用能使恶心、呕吐的发生率不断降低。

30. 使用化疗药物后恶心、呕吐如何处理？

恶心、呕吐是化疗药物引起的最常见的早期毒性反应，严重时甚至会导致脱水、电解质紊乱、体重减轻，加重心肺负荷，可能使患者拒绝化疗。如何应对化疗导致的恶心、呕吐呢？

（1）**使用止吐药物：**根据 2020 年美国国立综合癌症网络（National Comprehensive Cancer Network，NCCN）指南，抗肿瘤药物治疗相关恶心、呕吐的防治药物组合推荐如下（表 3-2）。

表 3-2　NCCN 指南抗肿瘤药物治疗相关恶心、呕吐防治药物组合推荐表

致吐风险	推荐止吐方案
高度致吐（致吐风险＞90%）	**司琼+**匹坦+奥氮平+地塞米松（首选四联方案）
	帕洛诺司琼+奥氮平+地塞米松
	司琼+匹坦+地塞米松

续表

致吐风险	推荐止吐方案
中度致吐（致吐风险 30%～90%）	**司琼+地塞米松 **司琼+奥氮平+地塞米松 **司琼+**匹坦+地塞米松
低度致吐（致吐风险 10%～30%）	**司琼、地塞米松、甲氧氯普胺、普鲁氯嗪

**表示该药物组合为首选方案，具有较高的临床推荐级别，通常基于临床试验结果、专家共识或指南推荐

（2）营造良好治疗环境：首先，要营造一个良好的物理环境，保持病房干净、整洁、无异味。其次，要营造患者良好的心理环境，指导其聆听一些舒缓音乐或者做渐进式的肌肉放松。

（3）饮食原则及营养支持：灵活掌握进食时间，化疗前 1～2 小时避免进食；少量多餐，摄入高营养、高热量的饮食，少量多次饮水，每天 4～6 餐，避免进食易产气、含油脂或辛辣的食物；如果营养严重失调且不能经口进食者，可酌情给予肠内营养或肠外营养支持治疗。

恶心、呕吐是肿瘤患者应用抗癌药后常见的不良反应之一。有研究表明，接受联合化疗的患者有 75%可能会出现恶心、呕吐等不良反应。随着化疗应用次数的增多，发生频率亦不断增加，且程度加重。恶心、呕吐虽是自限性的，也很少危及生命，但给患者带来较大痛苦，及时适当地应用止吐药有助于提高生活质量并保证化疗的顺利进行。

31. 使用化疗药物后皮肤变黑、脱皮、皲裂是怎么回事？

皮肤损伤是使用化疗药物后较为常见的副作用之一，一般表现包括皮肤干燥、脱皮、瘙痒、皮肤色素沉着、皲裂、皮疹，甚至手足综合征等。

人类皮肤的基底细胞从分裂到形成新的表皮细胞需要 28 天，而某些化疗药物会导致黑素细胞激活，还会让基底细胞的 DNA 受损，打断皮肤细胞新生，从而产生过量黑色素沉着于皮肤上，所以在化疗时患者的皮肤、手指、脚趾会出现变黑现象。

化疗期间手足出现干裂脱皮，是药物累积产生的四肢皮肤毒性反应，有些患者还会引起远端肢体肘关节和踝关节以下感觉障碍、麻木、疼痛、局部红斑、水肿，出现“袜套”征及手足综合征，患者可以在医生指导下进行一般治疗、药物治疗。

临床上不同化疗药物带来的副作用也有所不同。如果患者本身就存在外周手足皮肤的改变，在使用化疗药物时应及时告知医生，尽量避免选择引起严重手足皮肤反应的药物。

32. 使用化疗药物后皮肤变黑、脱皮、皲裂怎么处理？

化疗药物所致的皮肤变黑、脱皮、皲裂是抗肿瘤治疗过程中较为常见的手足皮肤不良反应。由于其具体发生机制尚不明确，目前的治疗方法主要是对症支持及化疗药物的减量，甚至停药，并无明确有效的治疗方法，但患者可以采取以下措施缓解不适症状。

（1）一般治疗：患者出现皮肤变黑、脱皮、皲裂症状后不要紧张，可以先在患处涂抹保湿霜滋润皮肤，皮损严重、出现水疱或者脱皮现象时，切忌用手撕扯，应该及时用无菌剪刀将翘起的皮肤修剪干净，还可以用温水浸泡皮损部位，改善开裂的现象。必要时可以去医院寻求医生帮助。

（2）药物治疗：开裂症状严重者可在医生指导下外用尿素霜、维生素 E 软膏等具有保湿作用的药物，也可以口服维生素 B_6、塞来昔布等药物改善不适症状。如果局部有细菌或者真菌感染的现象，还需要使用甲硝唑、克霉唑、特比萘芬等药物进行治疗。此外，地肤子、白芍、紫苏等中药外用也可以起到一定的改善作用。

（3）生活管理：平时在日常生活中尽量减少手足部位的摩擦，穿透气、舒适的衣服和鞋袜，避免手足部受到挤压，尽量避免接触洗涤剂，不要剧烈运动，出门时穿长衣长裤，避免手足皮肤受到阳光直射。忌食辛辣刺激性食物，多吃富含维生素、优质蛋白质的食物，如蔬菜、水果、蛋类、牛奶等，另外，以前没有吃过的食物（如海产品）、保健品等在化疗期间暂时不要尝试，以免引起过敏，加重皮肤的不良反应。如果口服药物症状未能缓解，应尽早去皮肤科就诊，避免发展为严重的过敏反应。

33. 使用化疗药物后肢端发麻是怎么回事？

有些患者化疗后会出现或轻或重的肢端麻木症状，主要因药物毒性累积所致，化疗的时间越长，情况可能越严重。一般情况下随着化疗的结束，肢端发麻会有所好转，一般在停药后 2～3 个月就可以恢复。由于药物副作用的不同，部分患者的症状可能会持续至停药后半年至一年。

化疗药物在杀灭肿瘤细胞的同时，还会无差别地对正常细胞造成损害，包括我们的神经系统。化疗药物对神经系统的损伤称为“化疗后周围神经病变”，而且这种损伤是随着化疗剂量的变化而变化的，化疗剂量越大，次数越多，损伤越严重。

临床上造成周围神经病变的常见药物有紫杉醇类、铂类、长春碱类等，主要用来治疗乳腺癌、直肠癌、肺癌、膀胱癌、头颈癌、宫颈癌等，都可以造成不同程度的周围神经损伤。铂类化疗药物通过损伤背根神经节引起四肢感觉神经元障碍，出现麻木感且遇冷后加重；紫杉醇通过周围神经毒性致肢端呈手套-

袜套状麻木。

34. 使用化疗药物后肢端发麻怎么处理？

（1）**避免寒冷**：寒冷会让麻木感加重，日常生活中注意保暖，避免接触过冷物质，如水龙头、门把手、输液架等，在家时也要穿上袜子，戴上手套，更不能对着空调或者电风扇直吹。

（2）**做好保湿**：每天多次涂抹保湿霜在疼痛或者麻木的地方，让皮肤保持湿润有助于减轻症状和保护皮肤。

（3）**预防跌倒**：穿衣尽量柔软舒适，避免过于紧身，减少肢端摩擦；步态不稳时可请他人协助，预防跌倒。

（4）**适当运动**：日常可做一些低强度的运动，如游泳、体操、瑜伽等。运动时，全身的血液循环加快，手和脚的循环也加快，可以暂时缓解疼痛，改善症状。

（5）**热敷按摩**：感觉麻木的地方可以热敷，还可以用热水泡脚，但水不能过热，以免烫伤。

（6）**饮食指导**：饮食必需营养均衡，包括水果、蔬菜、谷类膳食、蛋白质和充足的水分，日常生活中可多吃一些富含维生素 B_6 及维生素 B_{12} 的食物，有助于修复受损的神经。

（7）**药物对症治疗**：遵医嘱服用营养神经的药物，如维生素 B_1、维生素 B_{12}、甲钴胺片等，在一定程度上可以缓解手脚麻木的症状。

35. 使用化疗药物后便秘是怎么回事？

化疗后便秘常表现为大便干结、大便排出困难，患者感觉肠蠕动性疼痛、胀气、恶心，还会出现呃逆、嗳气、胃疼等，常与以下因素有关。

（1）**药物因素**：首先，某些化疗药物的神经系统毒性可抑制肠道蠕动；其次，化疗药引起的恶心、呕吐等不良症状会使肠道内液体不足、大便干结。此外，如果服用了止吐药或止痛药，也会减弱胃肠道的蠕动，从而使患者出现便秘症状。

（2）**饮食因素**：化疗后食欲不振，进食量及饮水量减少，无法产生足够的粪便容量和液化食糜；饮食过于精细，不能刺激肠道加速蠕动。

（3）**缺乏运动**：化疗后通常感觉身体比较乏力，活动量也会变少，这样会使肠道蠕动减弱，所以很容易出现便秘的情况。

（4）**精神心理因素**：肿瘤患者通常很容易出现精神紧张、失眠、焦虑等不良心理状况，这些不良的情绪会导致直肠排便运动失调，从而出现便秘的情况，而长期便秘又会加重精神心理症状，形成恶性循环。

（5）**排便不规律**：不规律排便导致胃肠功能紊乱，大便在肠道内存留时间过长，水分被过度吸收，使大便干结，从而出现便秘症状。

36. 使用化疗药物后便秘怎么处理？

化疗引起便秘一般可以通过运动、饮食调整、药物干预等方法进行处理。

（1）运动：化疗引起便秘的患者可以多进行运动，如饭后散步，晨晚间快走；长期坚持揉搓腹部，可以促进消化，还能够改善肠道的蠕动功能，缓解便秘。

（2）饮食调整：以清淡易消化的食物为主，可以多进食粗纤维的食物，如木耳、芹菜等；多喝粥类，如燕麦粥、杂粮粥等；多吃新鲜的蔬菜、水果；多吃红薯、山药、玉米类食物代替主食；化疗期间多饮水，每天应饮水2000～3000ml，以保持肠道润滑和大便通畅。

（3）药物干预：①轻度的便秘，即大便干结、3～4 天解一次大便，可使用开塞露肛塞，以刺激直肠分泌水分，并诱导便意、软化大便以利于排便。②口服泻药通便：如果超过 4 天解一次大便，甚至 1 周以上才能排便，可以口服乳果糖、聚乙二醇等温和的缓泻药物，促进血液中的水分排出到肠道，软化大便，促进大便排出。

（4）生活习惯改善：保持积极乐观的心态；尽量做到按时排便，可以选择在早餐之后，即使无便意也定时去厕所尝试排便；养成良好的排便习惯，排便时不要看报纸或者是做其他的事情，一次排便时间不应超过 10 分钟。

（5）灌肠通便：极少数严重便秘的患者长时间不能排便，导致大便阻塞肠道引起肠梗阻，可采用反复保留灌肠的方法进行治疗，将乳果糖、硫酸镁等药物灌注肠道内，促进肠道排便。

37. 使用化疗药物后全血细胞减少是怎么回事？

全血细胞减少是化疗常见的不良反应，化疗药物会抑制造血干细胞在骨髓中的生长和分裂，称为“骨髓抑制”，引起外周血红细胞、白细胞和血小板数量不同程度地减少。

根据外周血细胞下降的程度，化疗后的骨髓抑制可分为 5 度，见表 3-3。

表 3-3　化疗后骨髓抑制程度表

	0度	Ⅰ度	Ⅱ度	Ⅲ度	Ⅳ度
血红蛋白（g/L）	≥110	95～109	80～94	65～79	＜65
白细胞（$\times10^9$/L）	≥4.0	3.0～3.9	2.0～2.9	1.0～1.9	＜1.0
中性粒细胞（$\times10^9$/L）	≥2.0	1.5～1.9	1.0～1.4	0.5～0.9	＜0.5
血小板（$\times10^9$/L）	≥100	75～99	50～74	25～49	＜25

38. 使用化疗药物后全血细胞减少怎么处理？

（1）白细胞减少：对于白细胞减少的患者，首先应采取各种措施预防感染；

一旦有发热或其他感染症状，应给予抗感染治疗。此外，针对白细胞减少的程度，应适时给予升白细胞治疗，Ⅰ度骨髓抑制通常可不予处理；Ⅱ度骨髓抑制，患者若没有发热等感染症状，可暂时观察，有发热等感染症状，需遵医嘱注射升白细胞的药物；Ⅲ～Ⅳ度骨髓抑制，无论有无发热等感染症状，都需要应用升白细胞的药物。当中性粒细胞＜0.5×10^9/L 时，患者感染风险极高，一旦感染易进展为败血症，应提高警惕，及时就医。

（2）血红蛋白减少：贫血一般缓慢出现，患者在耐受的情况下症状不明显，多表现为乏力、头晕、耳鸣、心悸、胸闷等。血红蛋白降低的患者需要及时补充铁剂，日常生活中多吃富含维生素 B_{12}、叶酸等食物。视情况可定期注射升红细胞的药物，血红蛋白＜60g/L 者，需输注红细胞。

（3）血小板减少：Ⅰ～Ⅱ度骨髓抑制，可以通过食疗或者口服升血小板药物，如咖啡酸片、复方皂矾丸等使血小板慢慢恢复正常，必要时注射升血小板药物，如白介素-11、促血小板生成素受体激动剂等；Ⅲ度骨髓抑制，若有出血倾向，则应输注血小板；Ⅳ度骨髓抑制，在使用升血小板药物的同时，可进行血小板输注，可以短期内提高患者的血小板水平，降低患者因血小板减少而发生出血的风险。

39. 输注化疗药物时能热敷吗？

某些患者在输注化疗药物时注射部位会出现疼痛和肿胀，为了应对这些不适，许多患者可能会考虑采用热敷这一传统且便捷的缓解方式。然而，热敷是否适用于化疗药物输注，需要根据具体药物来判断。

（1）可以热敷的化疗药物：非 DNA 结合类的化疗药，如长春新碱、依托泊苷等引起的外渗，则可以进行热敷。热敷可以促进血管扩张，加速药物的吸收，从而减轻肿胀和疼痛。但热敷时需要注意温度和时间的控制，避免烫伤皮肤。

（2）不建议热敷的化疗药物：DNA 结合类的化疗药物，如蒽环类药物，包括紫杉醇、氮芥、多柔比星等，这些药物本身具有一定腐蚀性，热敷会加快药物吸收，渗透进其他组织中，引起严重损害。因此，对于这类药物引起的外渗，应避免使用热敷。

（3）热敷的注意事项

1）温度和时间控制：热敷时，温度应控制在 50～60℃，避免过高温度导致烫伤。同时，热敷也需要间隔进行，每次热敷后应间隔 15 分钟再进行下一次。

2）观察皮肤状况：在热敷过程中要密切观察皮肤状况，如出现红肿、疼痛等症状，应立即停止热敷并寻求医护人员的帮助。

40. 天冷输注药物时能给药物加热吗？

在寒冷的冬季输液时，药液温度过低给患者带来不适感，是否可使用温水加热输液管？这一做法并不可取，甚至存在风险。

首先，不同的药物对温度的敏感性各异，一些药物在高温下可能会分解、失效或产生有害物质，从而对患者的健康造成潜在威胁。例如，青霉素通常需要在22～26℃的室温条件下保存和使用，当超过40℃时，青霉素的抗菌活性可能会受到严重损害，甚至完全丧失。因此，在决定是否加热输液管之前，必须了解所用药物的温度稳定性。

其次，加热方法的选择也至关重要。简单的温水浸泡可能导致温度控制不准确，存在过热或过潮的风险。因此，更推荐使用专业的输液加热器，这些设备通常配备有精确的温度控制系统，能够确保药液在输送过程中保持适宜的温度。

患者在输注药物时，应严格遵循药品说明书和医生的建议，切勿随意改变药物温度。如果需要使用加热器或恒温输液器来维持药物温度，应关注设备的使用状态，若有异常应及时告知医务人员。

41. 为什么有些药物输注时要冷敷？

有些患者在输注一些化疗药物时，护士会告知其需要冷敷，为什么需要冷敷呢？主要是因为许多化疗药物使用后会出现周围神经毒性反应，表现为手脚麻木、刺痛感、灼痛感、触觉异常等症状。临床上可引起神经毒性的化疗药物包括紫杉类药物（紫杉醇注射液、多西他赛、紫杉醇脂质体、白蛋白结合型紫杉醇）、铂类（顺铂、卡铂）等。

为预防手脚麻木，在输注化疗前30分钟至化疗结束后30分钟，患者使用冰手套或脚套进行手脚局部冷敷。冷敷30分钟，取下冰手套放松15分钟，如此交替进行，直至冷敷结束。冷敷能够使末梢血管收缩，减慢血液循环，从而减轻药物到达手脚的浓度，减少药物在手掌、脚掌等部位的蓄积；另外，冷敷可抑制细胞的活动，使神经末梢的敏感性降低，从而减轻末梢神经毒性反应。如果出现周围神经毒性反应，应在医生的指导下决定是否需要使用药物及如何使用药物。

42. 为什么有的药物使用后要避冷？

患者在输注具有周围神经毒性的药物（如奥沙利铂）后，可能会出现手、足、口周感觉迟钝、麻木、蚁行感等神经毒性症状，如果受到冷刺激，比如接触冷水或者冰凉物体，则会加重神经毒性反应，影响化疗进程，因此使用此类药物时需要禁冷。

（1）药物输注速度不宜过快，输注时间宜2小时及以上，有利于防止急性神经毒性反应的发生。

（2）治疗期间及治疗后1周内避免各种冷刺激：禁止饮用冷水、吃生冷的食物、呼吸冷空气，以免低温刺激引起喉痉挛；避免接触冷的物品，如输液架、床边护栏、门把手、钥匙等金属器物。

（3）**保暖**：用温水刷牙洗脸，水果用热水浸泡后食用。冬季出门注意手脚保暖，建议穿厚实保暖的鞋袜，戴手套、口罩、帽子、围巾等。

43. 为什么有的药物使用后要避免接触金属制品？

使用化疗药物奥沙利铂时，医生和护士会向患者特别交代不能触碰金属制品，这是为什么呢？

奥沙利铂是第三代铂类细胞毒性药物，具有一定的毒副作用，如神经毒性、血液学毒性、消化道毒性、皮肤毒性等，其中最主要、最具特征性的毒副作用是神经毒性，患者手指末端和脚趾末端麻木、疼痛、肿胀、感觉功能减退，遇冷时明显加重，甚至出现像戴了手套和袜套样的感觉。外周神经毒性的存在就使得患者不能接触金属制品，因为金属制品表面的温度通常都比较低，触碰后会使肢端末梢血管收缩甚至痉挛，加重化疗药物导致的末梢神经毒性。

44. 不同的药物一起输注会起反应吗？

可能会。由于药物理化性质不同，当两组或两组以上的药物经一条静脉通道一起输入时，会因 pH、溶媒、浓度、纯度、配制量甚至温度的变化，使药物的稳定性受到影响，或者结构发生改变，进而影响药物安全性和有效性，这就是我们常说的药物起了反应。

药物起反应时通常是可见的，表现为沉淀形成、浊度和颜色变化等；有时候也会发生肉眼看不见的化学反应，导致 pH 变化、药物浓度下降等。因此，医务人员在制定治疗方案时会充分考虑这些因素，避免输液不良反应的发生。

45. 为什么输注氯化钾时会感觉到疼痛？

患者常因呕吐、胃肠减压、使用利尿药等原因造成钾的摄入不足或丢失过多，通常需要静脉补钾治疗。

氯化钾注射液属于高渗性、高危险性药品，输注时钾离子刺激血管内膜引发疼痛。此外，静脉补钾时引起局部疼痛的因素还有穿刺部位、穿刺血管的直径、补钾浓度、输注速度以及患者对疼痛耐受的程度等。

46. 输注氯化钾时如何减轻疼痛？

（1）**使用含钠溶液或者钠盐**：钠离子进入细胞后使被钾离子去极化的神经细胞产生超极化，使其兴奋性降低，痛阈增高，从而缓解疼痛；也可能是钠离子与钾离子竞争感受器上的膜受体，从而减轻钾离子的致痛作用。

（2）选择精密过滤输液器进行输液：精密过滤输液器是一种选用双层过滤介质结构的输液器，微粒滤过率达 99%，药物吸附率低，可以有效地滤除静脉输液中的不溶性微粒，还能控制静脉输液中微粒污染反应的发生，避免输液中由于多种溶质结合产生的微粒对静脉壁的损伤，减少钾离子对血管壁的刺激，从而减轻疼痛。对于长期需要静脉补钾的患者，建议使用精密过滤输液器。

（3）尽量选择小型号的输液针：由于皮肤表层对针头刺激特别敏感，因此穿刺面积越小，疼痛越小，且疼痛程度与滴注速度成正比。在满足治疗的情况下选择最小型号的输液针可减少高浓度钾离子对血管的刺激，还可以减少机械性的摩擦对血管壁的损伤，减轻疼痛。

（4）静脉通路的选择：需要长期静脉补钾治疗，建议使用中心血管通路装置，如果经外周血管补钾时，应选择较粗大的、直的、好固定的、弹性相对较好的血管，既可减少局部刺激，又可保证补钾输液通路的通畅。

（5）药物干预：利多卡因是常用的局部麻醉药，能阻断钠离子内流，使疼痛阈值升高。使用利多卡因局部湿敷或利多卡因乳膏外涂可缓解静脉补钾引起的局部疼痛。此外，50%硫酸镁在穿刺点上方 5cm 近心端的肢体进行湿热敷，也具有良好的效果。

（6）物理干预：热敷可降低痛觉神经的兴奋性，可使局部血管扩张，加快药物回流速度，降低局部静脉内药物浓度。冷敷可以降低神经末梢的敏感性而减轻疼痛，降低局部皮肤的温度，减轻烧灼感及药物对血管壁的刺激，从而减轻疼痛。此外，适当行掌、指关节屈伸等运动可以放松神经，缓解肌肉紧张，促进血液循环，有效降低局部钾离子浓度，减轻疼痛。

47. 什么是药物的半衰期？

药物半衰期一般可称作生物半效期或者是生物半衰期，也可以简写为“$t_{1/2}$”，指的是血液中药物浓度或者是体内药物量减少到 1/2 所花费的时间。药物半衰期能够揭示机体内药物代谢情况，能够表明机体排泄规律，不仅是药物动力学重要参数，也标志着药物消除率大小。在某种特定剂量范围中大部分药物消除速度为一级，所以能够利用 K（消除速率常数）来计算 $t_{1/2}$，也就是 $t_{1/2}=0.693/K$。药物与药物之间的药物半衰期差别很大，比如洋地黄毒苷的药物半衰期是 9 天、青霉素的药物半衰期是 30 分钟；结构相似药物以及同一种族药物，也会出现差别较大的药物半衰期。总体而言，基本上正常人的药物半衰期是相似的。药物半衰期长短能够显现体内关系到药物消除器官的效率大小，而关系到药物消除的人体器官又直接影响到药物半衰期。

48. 药物的半衰期与用药时间有关系吗？

临床工作中一般会使用多次给药的方式来提高药物疗效，维持血液中药物有效浓度，而药物给药次数以及间隔时间一般会通过药物半衰期来判断。根据临床经验大多数药物给药间隔时间一般是药物半衰期，但也有例外，比如洋地黄类及地高辛类药物由于治疗剂量以及中毒剂量间隔非常狭窄，给药间隔时间需略小于 $t_{1/2}$。如果药物半衰期比较短，而且治疗指数小，比如去甲肾上腺素的给药方法一定要选择静脉滴注，又比如青霉素 G 类药物由于半衰期一般为 0.5～1 小时，没有毒性，所以能够大剂量给药或者是给药间隔可以稍微超过半衰期间隔，这样能够达到更好疗效。

49. 某些药物输注一半后，剩下的第 2 天还能用吗？

在临床上对于静脉药物的输注，要求现用现配。药物配制好后，应该一次性输注完毕，剩余药物不宜储存再用。一方面，药物配制好后，时间长了，药物的性质可能会发生变化，药效降低；另一方面，使用剩下的药物有继发感染和发生输液不良反应的可能。

50. 静脉输注药物对血管有损伤吗？

外周静脉输液是临床治疗和急救用药及供给营养的重要途径之一，长期输液可致血管产生机械性及化学性损伤。化疗药物、抗生素、电解质、维生素、营养素等各种药物由于自身的刺激性、溶液的 pH、溶液的渗透压、药物本身的毒性作用都可以引起局部静脉壁出现瘪陷、硬化，管腔狭窄丧失弹性，血管变得又细又硬，特别是化疗药物，反复多次输注可引起静脉血管壁纤维细胞增生，使血管壁增厚、内皮细胞破坏、血管内淤血、周围组织炎症和水肿。若静脉化疗发生药物渗出或外渗，则可引起局部红肿、疼痛、炎症，重者引起周围组织坏死。

51. 如何减少药物对血管的损伤？

（1）**正确合理使用血管**：长期输液的患者应有计划地使用静脉，一般从远端静脉开始，先浅后深，先手后足，选择粗直、弹性好、不易滑动、便于穿刺和观察且易于固定的静脉，避开关节和静脉瓣。长期输液时，如果使用留置针，可选择交替注射法，避免在同一条静脉上反复穿刺。

（2）**选择合适的输液工具**：对血管刺激性强的药物，如营养液、化疗药、甘露醇、去甲肾上腺素等，鼓励使用中心血管通路装置，既减少了静脉穿刺的次数，减轻了疼痛，又保护了静脉。

（3）输液结束后按摩手背、足背，活动四肢，热敷等，促进血液循环。

52. 儿童用药前为何要称体重？

儿童机体处于不断生长发育阶段，许多脏器及神经系统的功能尚未发育完善，免疫机制也不健全，其解剖生理特点和疾病的临床表现与成人有很大的差别，对药物的耐受性、反应性与成人不尽相同，在药物的应用方面自然与成人不同。不同年龄阶段的儿童，其药物应用也不相同。而且儿童的病情多较急、变化快，用药更需确切及时。

儿童使用药物的剂量要按成人的剂量进行准确换算，剂量太小达不到治疗的效果，剂量太大又容易出现中毒反应。应根据药品说明书推荐的儿童剂量，按儿童体重计算，儿童用药量=成人用药量×儿童体重（kg）/成人体重（50kg或60kg）。

53. 为什么老年人更需要个体化用药？

老年人由于生理功能减退，慢性疾病增多，药物治疗十分普遍。有资料统计，老年人药物不良反应相当常见，其发生率是青年人的2～7倍。因此，掌握用药原则和药物在老年人体内变化的规律对减少不良反应和药源性疾病的发生是十分必要的。

（1）老年人药物吸收特点：老年人胃壁细胞功能降低，胃酸分泌比年轻人减少25%～35%，消化液随着年龄增加而减少，对药物的利用度降低；老年人胃蠕动减弱，排空减慢，使药物进入小肠延迟，药物在小肠中吸收减慢；供应胃肠道血液的动脉硬化，使胃肠道供血量减少，65岁以上的老人胃肠道血流量约减少40%，影响药物的吸收。这些生理变化因素致使老年人对口服药物的吸收量减少，疗效降低。

（2）老年人的药物分布特点：老年人随着年龄的增长，体内的水分和肌肉组织逐渐减少，脂肪的比例相对增加，从而引起药物分布的变化。如水溶性的水杨酸盐类的分布容积减少，一些亲脂性的药物如巴比妥类镇静催眠药、地西泮及维生素A、维生素D、维生素K等容易在脂肪组织内蓄积，长期服用就可能产生毒性反应。另外，药物进入血液循环后不同程度地与血浆蛋白结合，由于老年人血浆白蛋白随增龄而降低，一般75岁以上老年人血浆蛋白要比青年人下降1/4左右，游离药物浓度增高，毒性增大，如华法林等。

（3）老年人的药物代谢特点：许多药物在肝脏经微粒体CYP450酶代谢。老年人的CYP450酶活性降低，导致药物的$t_{1/2}$延长。这可能是老年人易发生药物蓄积中毒的原因之一。另外，老年人的功能性肝细胞减少，对药物的代谢也有一定影响，使得氨基比林、保泰松、苯妥英钠、巴比妥、四环素等药物在血液及组织中的浓度上升，在体内滞留的时间延长20%～50%，有的药物如地西泮等在体内滞留的时间老年人比年轻人可延长4～5倍。因此会出现更多的副作用，故需适当调整剂量。

（4）老年人的药物排泄特点：多数药物以原形及代谢物的形式由肾脏排出体外。老年人肾血流量减少，65 岁老年人仅为年轻人的 40%～50%，肾小球滤过率在 50～90 岁可下降 50%。也就是说，高龄老年人肾脏排泄药物的能力仅为青年人的 1/3，药物在体内滞留时间延长，血浆药物浓度升高，容易出现药物的蓄积中毒。因此，老年人用药的剂量要比青年人小得多，尤其是老年人在应用对肾脏有一定毒性的药物时，更要慎用。

综上所述，老年人随着年龄的增长，胃肠功能以及肾脏、肝脏等各部位机体功能有所减弱，使老年人对常用药剂量和药物相互作用更为敏感，因此合理用药对提高老年人的生活质量尤为重要。联合用药时，应注意配伍变化。对于老年人，要根据患者情况个体化用药，制订合理的给药方案，保证用药的安全性、有效性。

54. 哪些检查需要静脉用药？

临床上有些检查项目在检查前需要通过留置针来注射药物，常见的有以下检查。

（1）增强核磁、增强 CT 检查，需注射对比剂。增强核磁检查时需要的对比剂一般为钆双胺注射液，其作用是在核磁检查时增强对比度，让组织显影更明确。增强 CT 检查时一般注射含有碘的非离子型对比剂，常见药物包括碘比醇、碘佛醇、碘海醇、碘帕醇、碘普罗胺等。通过增强 CT 扫描，能够明确病变血供情况，从而对疾病的初步定性作出相应判断。

（2）某些需要侵入人体器官的检查，如无痛胃镜、无痛肠镜、无痛宫腔镜，注射药物主要为麻醉剂，能减少检查带来的疼痛感，缓解患者的紧张、焦虑情绪。

55. 内镜检查前静脉注射麻醉药有哪些好处？

内镜检查时常以起效快、恢复迅速的静脉麻醉药为主，辅以镇静药和（或）镇痛药，从而达到“无痛”的目的。患者能在安睡、深度镇静或麻醉状态下接受检查和治疗，这对操作医生和患者都是有益的。

（1）在操作过程中患者无痛苦感，减少了内镜操作带来的各种不适及痛苦体验。

（2）操作医生能更从容、仔细、彻底完成相应检查和治疗，可减少遗漏、误诊和因仓促而引起的治疗效果不理想等情况。

（3）有助于患者减少因紧张、恐惧和不合作而产生的有关并发症，如心血管系统意外、肠痉挛、出血、穿孔等。

（4）扩大了内镜检查的适应证，使得一些常规内镜检查的禁忌证或相对禁忌证，如高血压、精神分裂症以及不合作的小儿患者均能接受检查。

56. 什么是对比剂？

对比剂又称造影剂，是比人体组织或器官密度高一点或低一点的化学药品，在 CT 等影像检查时，人体的某些组织或器官的结构与周围组织缺乏明显的分界线或对比性，为了更好地观察到组织或器官，可将对比剂注入（或服用）到人体组织或器官。

通过注射或口服的方式将对比剂引入体内后，医生可以利用各种医学影像技术（如 X 射线、CT 扫描、MRI 等）来观察和诊断患者的内部情况。由于对比剂的特殊性质，它可以帮助医生更准确地识别出异常的组织结构或病变区域，从而制定出更有效的治疗方案。同时使用对比剂还可以提高一些微小病变的检出率，有助于疾病的早期诊断和治疗。

57. 常用的对比剂有哪些？

按对比剂的原子量和比重可分为两类：一类是原子量低、比重小的物质，称为阴性对比剂，主要包括各种气体，如空气、二氧化碳和氧气；另一类是原子量大、比重高的物质，称为阳性对比剂，包括钡剂和碘剂，其中碘剂又可分为三大类，即无机碘化物、有机碘化物及碘化油或脂肪酸碘化物。

（1）无机碘化物：一般使用 12.5%的碘化钠水溶液，可用于瘘管、尿道、膀胱或逆行肾盂造影，用于膀胱造影时，可稀释 1 倍的浓度。

（2）有机碘化物：亦为水溶性碘制剂，种类繁多，包括以下几类。

1）离子型：离子型对比剂按结构分为单酸单体和单酸二聚体。单酸单体的代表药物有泛影葡胺（可用于各种血管造影及静脉肾盂造影，用于不同器官时其浓度亦不同）、碘他拉葡胺等。单酸二聚体的代表有碘克沙酸。离子型对比剂的副作用发生率高，机体的耐受性差。

2）非离子型：如碘苯六醇、碘普罗胺及碘必乐等。非离子型碘对比剂较离子型毒副作用小，可用于各种血管造影及经血管的造影检查。非离子型对比剂副作用发生率低，机体的耐受性好。

3）非离子型二聚体：如碘曲仑，多用于椎管内脊髓造影。

（3）碘化油或脂肪酸碘化物：40%的碘化油主要用于支气管、瘘管及子宫输卵管造影（不能用于心血管造影）。碘苯酯为脂肪酸碘化物，是一种油状液体，因其对组织的刺激性小，故适用于椎管及脑室造影，近年来已渐被非离子型二聚体的碘曲仑代替。

58. PICC 可以注射对比剂吗？

PICC 可以注射对比剂，但不是所有的 PICC 都可以，只有耐高压的强化聚氨酯材质的 PICC 导管可用于高压注射对比剂，其有明显的耐高压标识。为了更好地识别耐高压的 PICC，国际上统一要求耐高压的 PICC 均为紫色。千万注意非耐高压 PICC 不能注射对比剂，一旦注射，会损害 PICC 导管，并可能造成对比剂外渗。

59. CT 检查需要注射对比剂吗？

CT 检查是利用精确准直的 X 线束、γ 射线、超声波等，与灵敏度极高的探测器一同围绕人体的某一部位做一个接一个的断面扫描，扫描时间快，图像清晰，可用于多种疾病的检查，具有密度分辨率和空间分辨率高、对病灶定位和定性准确、可以为临床提供直观可靠的影像资料等优势，CT 检查已成为临床医学不可缺少的诊断手段。CT 的扫描方式不同，对比剂的应用也不同。

（1）平扫：是指不用增强或造影的普通扫描，不需要对比剂，一般 CT 检查都是先作平扫。

（2）增强扫描：是指用高压注射器经静脉注入水溶性有机碘剂，如 60%～76%泛影葡胺 60ml，再行扫描的方法。血液内碘浓度增高后，正常器官与病变器官内碘的浓度可产生差别，形成密度差，可能使病变显影更为清楚。方法主要有经静脉团注法和静脉滴注法。

（3）造影扫描：是先做器官或结构的造影，然后再行扫描的方法。例如，向脑池内注入碘曲仑 8～10ml 或注入空气 4～6ml 进行脑池造影再行扫描，称为脑池造影 CT 扫描，可清楚显示脑池及其中的小肿瘤。

60. 使用碘对比剂之前需要做皮试吗？

一般无须做碘过敏试验，除非产品说明书注明特别要求。因为碘对比剂过敏试验没有预测过敏反应发生的价值。过敏试验结果呈阴性的患者也可能发生过敏反应甚至严重过敏反应，相反，结果呈阳性的患者也不一定会发生过敏反应，甚至其本身也可以导致严重的不良反应发生。但是使用碘对比剂前，医务人员应向患者或其监护人告知对比剂使用的适应证、禁忌证、可能发生的不良反应和注意事项。

61. 碘对比剂有哪些不良反应？

（1）全身不良反应，包括以下几类。

1）急性对比剂不良反应：对比剂注射后 1 小时内出现的不良反应。症状包括恶心呕吐、荨麻疹、支气管痉挛、明显的血压降低、抽搐、肺水肿等。

2）迟发性对比剂不良反应：对比剂注射后 1 小时至 1 周内出现的不良反应。对比剂给药后可出现各种迟发性症状，表现为恶心、呕吐、头痛、骨骼肌肉疼痛、发热等，但许多症状可能与对比剂应用无关，临床须注意鉴别；此外，还可出现与药疹类似的皮肤反应，通常为轻度至中度，并且为自限性。

3）晚迟发性对比剂不良反应：通常在对比剂注射1周后出现的不良反应。可能引起甲状腺功能亢进。

（2）肾功能损伤：碘对比剂肾毒性包括化学毒性（离子性、含碘物质）、渗透毒性、组分中与黏滞度相关的毒性。对比剂相关急性肾功能损伤是指对比剂使用后48小时内发生的，且与对比剂使用有关的肾损伤。

62. 注射碘对比剂前有哪些注意事项？

（1）患者如有以下病史或症状，需告知医务人员：既往有使用碘对比剂出现中、重度不良反应的情况；有哮喘、糖尿病、肾脏疾病、肾脏手术、高血压、痛风、甲状腺功能亢进病史；有使用肾毒性药物或其他影响肾小球滤过率的药物；其他药物不良反应或过敏史；脱水、充血性心力衰竭现象。

（2）患者使用碘对比剂前4小时至使用后24小时内要补充足够的液体，每小时不少于100ml，提倡联合应用静脉补液与口服补液。天气炎热或气温较高的环境下，根据患者液体额外丢失量的多少，适当增加液体摄入量。在特殊情况下（如心功能不全等），建议咨询相关临床医师。

（3）有使用肾毒性相关药物者，需停用肾毒性药物至少24小时再使用碘对比剂；血清肌酐水平异常者应当在检查前7天内查血清肌酐，血清肌酐升高者，必须在检查前24小时内给予预防肾脏损害的措施；严重肾功能不全者，尽量选用不需要含碘对比剂的影像检查方法或可以提供足够诊断信息的非影像检查方法；尽量避免使用高渗对比剂及离子型对比剂；如果确实需要使用碘对比剂，建议使用能达到诊断目标的最小剂量。

（4）避免短时间内重复使用诊断剂量碘对比剂，如果确有必要重复使用，建议2次使用碘对比剂间隔时间≥14天。

（5）避免使用甘露醇和利尿剂，尤其是髓袢利尿剂。

（6）糖尿病患者使用碘对比剂时尽可能择期进行碘对比剂相关检查，使用碘对比剂前、后查血清肌酐；在碘对比剂使用前48小时必须停用双胍类药物；碘对比剂使用后至少48小时且肾功能恢复正常或恢复到基线水平后才能再次使用双胍类药物。

63. 什么是碘对比剂外渗？

碘对比剂外渗是指经静脉注射对比剂，因各种原因导致对比剂外渗于血管外的周围组织，组织间隙因渗透压梯度改变，使细胞内水分转移至组织间隙而引起的一系列的病理生理改变。碘对比剂静脉外渗的损伤机制如下。

（1）细胞毒性：对比剂渗漏于外周（尤其是皮肤组织），可产生局部急性炎症反应，并在 24～48 小时达到高峰。

（2）机械性压迫：机械性压迫的程度与外渗量直接相关。

（3）渗透作用：高渗性对比剂使得局部组织渗透压升高。

64. 碘对比剂外渗的原因有哪些？

（1）与技术相关的原因：使用高压注射器；注射流率过高；注射前评估不充分、穿刺部位选择不当、使用钢针或留置针的型号与注射流速不匹配、使用留置时间超过 24 小时的静脉留置针均可增加碘对比剂外渗的风险。

（2）与患者有关的原因：不能进行有效沟通配合；被穿刺血管情况不佳，如下肢和远端小静脉，或化疗患者、老年患者、糖尿病患者血管硬化等；皮下组织萎缩、动脉供血不足、静脉易受损或已受损、淋巴回流障碍的受检者发生含碘对比剂外渗的风险高，且会造成更严重的后果。

（3）与对比剂有关的原因：含碘对比剂的渗透压、黏稠度、使用温度均可能影响外渗发生的频率和严重程度。高渗、高黏稠度含碘对比剂的应用增加外渗风险。

65. 碘对比剂外渗会出现哪些症状？

一旦发生碘对比剂外渗，通常表现为穿刺处局部皮丘样肿胀，较重者表现为穿刺部位肿胀，前臂因为肿胀而饱满，重者肿胀可以累及整个上肢软组织，除软组织肿胀外，皮肤可出现水疱，甚至出现组织溃疡和坏死及筋膜间隔综合征。

66. 碘对比剂外渗如何预防？

（1）血管评估和选择：医务人员会根据含碘对比剂浓度及注射速度对受检者病情、穿刺侧肢体、穿刺部位及血管进行全面评估，对碘对比剂外渗高危人群和有高风险因素的受检者予以醒目标识。一般情况注射部位推荐选择前臂、肘部，尽量避免注射部位在手、腕、足和脚踝处。

（2）血管通路工具的选择和使用：使用留置针进行含碘对比剂注射，尽可能选择大管径的留置针。一般会在注射碘对比剂前穿刺好静脉留置针，并妥善固定导管，谨慎使用留置时间超过 24 小时的留置针。不能使用普通 PICC、CVC、PORT 注射碘对比剂，应使用与流速相匹配的耐高压型 PICC、CVC、PORT 进行注射。

（3）外渗监测：有条件的医院，医务人员会使用对讲机、视频系统等观察受检者情况以监测是否发生含碘对比剂外渗，也可借助血管外渗报警装置辅助监测外渗的发生情况。

（4）拔针要点：受检者检查结束后留院观察 30 分钟，确定无不良反应后拔针。拔针后受检者正确按压穿刺部位，确认无肿胀等情况发生后，受检者方可离开。含碘对比剂外渗后，立即停止注射，及时拔针迅速按规范进行处理。

67. 碘对比剂外渗如何处理？

（1）**轻度外渗**：多数损伤轻微，无须处理；多注意观察，如外渗加重，应及时就诊；个别疼痛明显者，抬高患肢，局部予以普通冷湿敷。

（2）**中、重度外渗**：可能造成外渗局部组织肿胀、皮肤溃疡、软组织坏死和筋膜间隔综合征。一旦发生，应抬高患肢，促进血液回流；肿胀部位早期使用 50%硫酸镁保湿冷敷，24 小时后改硫酸镁保湿热敷，或者使用黏多糖软膏等外敷、0.05%地塞米松局部湿敷；碘对比剂外渗严重者，在外用药物基础上口服地塞米松每天 3 次，每次 5 mg，连用 3 天。

（3）外渗局部出现水疱，消毒后用注射器抽吸疱液，再次消毒后用无菌纱布包扎，防止局部感染，可以用磺胺嘧啶银软膏涂抹局部，重复用时洗掉表面陈旧药物。

（4）必要时，咨询临床医师用药。

四、导管使用与维护篇

1. 静脉置管后手臂可以活动吗？

很多患者都担心静脉置管后“走针”或者管道脱出，因而不敢活动手臂，可这样真的正确吗？

静脉置管后需要进行适当的手臂活动，若长期不动或活动不当可能发生静脉血栓、静脉炎、肢体肿胀等并发症。为避免或减少发生这些问题，静脉置管后患者可以视情况进行上肢功能锻炼。

2. 静脉置管后如何进行手部运动？

PICC、MC 置管后或植入 PORT 后，应尽早开始手部运动，以预防导管相关性血栓的发生。

（1）直接握拳运动：手用力握拳，保持 5 秒，缓慢松开，保持 5 秒，再紧握、放松，如此反复 30 次为 1 组，每天可做 2～5 组（图 4-1）。

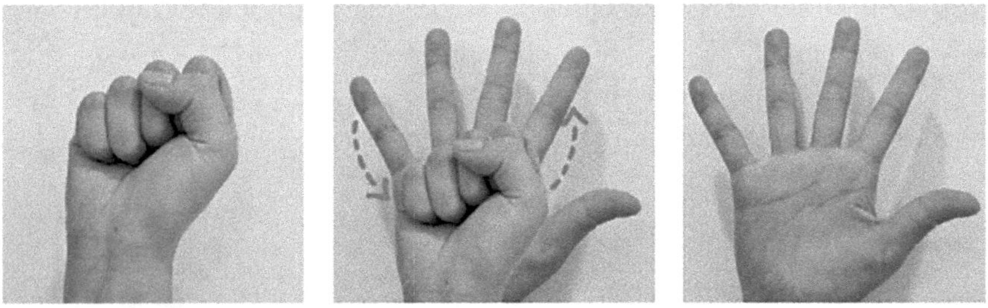

握拳　　连续动作　　松拳

彩图 4-1

图 4-1　直接握拳运动

（2）手指运动：五指依次展开后用力握拳，重复交替进行，如此反复，每次 3～5 分钟，每天可做 2～3 次（图 4-2）。

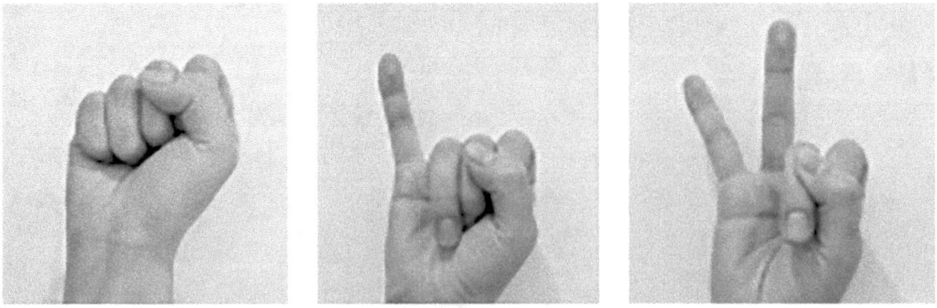

握拳　　1　　2

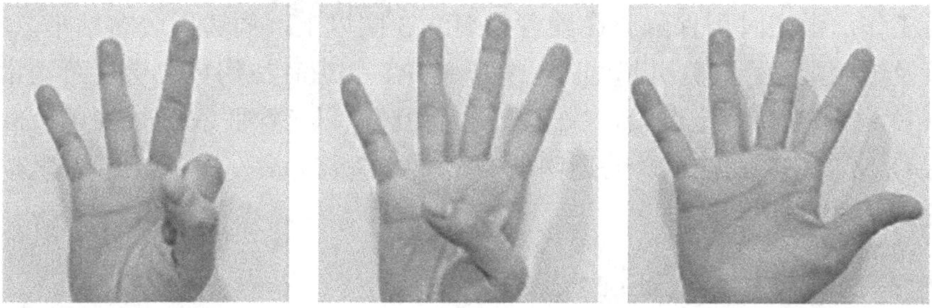

3 4 5

图 4-2 手指运动

彩图 4-2

（3）**手握弹力球运动**：手握弹力球，可根据自身情况进行调节，慢握快松，握球 5 秒后松开，30 次为一组，每天可做 2～3 组。

3. 静脉置管后为什么护士要求患者进行握拳运动？

握拳运动作为最简单易学的手部运动，既可通过手的张合配合肌肉的牵拉，加速上肢静脉血液的流动，有效预防血栓，又可以避免因活动不当引起静脉炎、导管脱出等问题，而且握拳运动不需要借用道具，随时随地可以进行，因此成为静脉置管后护士最常推荐的运动方法。

4. 静脉置管后患者的日常生活会受到影响吗？

PICC、MC 置管后或植入 PORT 后，既不影响生活又不影响工作，可进行如刷牙、洗脸、梳头、穿衣等日常活动，还可进行洗碗、扫地等家务活动及适当的体育锻炼，但不可做引体向上、举哑铃等锻炼，也不可做反复牵拉导管的运动，如做反复的手臂屈伸运动（抖晒被子、衣服），患儿不要骑木马，避免反复屈肘活动牵拉导管。

5. 静脉置管侧手臂的负重范围是多少？

PICC、MC 置管后或植入 PORT 后早期，视情况局部使用弹力绷带加压止血，出血风险解除前，不宜过度活动或提重物。导管留置期间，为防止导管内回血，一般来说，置管侧手臂尽量不要提超过 5kg 的重物。

6. 体内留置的静脉导管如何保护？

（1）体内留有静脉导管可以进行一般的日常活动，如吃饭、写字、穿脱衣物，甚至可以完成一般家务如扫地、叠衣服等。不宜提重物及进行剧烈或幅度过大的运动。

（2）病情允许可以进行淋浴，注意不可打湿固定导管的透明敷贴，淋浴前做好准备工作，淋浴时用保鲜膜在置管处缠绕 3 圈以上，周边用胶布粘牢，不要浸湿导管及透明敷贴，以免引起感染。携带 PORT 的患者在伤口愈合后可正常沐浴。

（3）衣服袖口不宜过紧，应选择宽大袖口，以免穿脱衣服时将导管带出。

（4）MC、CVC、PICC 的透明敷贴至少每 7 天更换一次，如出现潮湿、卷边等情况应及时进行更换。

7. 敷贴卷边或脱落怎么处理？

留置静脉导管期间，若发现敷贴卷边或脱落，应立即告知护士，清洁消毒局部皮肤后更换新的敷贴。同时固定住导管，置管侧肢体制动，防止导管进一步脱出。若导管部分脱出，切记不可自行送回静脉，以免发生感染。日常生活中做好以下几点能有效预防敷贴卷边或脱落以及导管脱出。

（1）留置静脉导管期间，应保持贴膜干燥，避免贴膜处渗水。手背有留置针的患者洗脸时戴防水薄膜手套，上肢留置静脉导管的患者洗澡时应用防水袖套或双层保鲜膜保护置管部位。

（2）置管肢体不可用力过猛，不可进行剧烈活动，尽量使用非置管侧肢体进行日常活动。

（3）对于长期留置的静脉导管，可采用适当的保护措施防止敷贴卷边脱落。如上肢留置 PICC 或 MC 的患者可用弹力袖带包裹置管部分，防止穿脱衣服过程中外露的导管接头钩住衣物导致敷贴卷边。

8. 敷贴过敏怎么处理？

留置静脉导管的患者经常会出现贴膜处皮肤瘙痒、烧灼或痛感，这种情况一般是敷贴过敏导致，那么该怎么应对呢？

（1）敷贴过敏的预防

1）在静脉导管置入前，护士会询问过敏史，患者应主动、详细告知。

2）静脉导管留置期间，注意清淡饮食，避免进食海鲜、花生等易致敏的食物。

3）避免高温下户外活动、用手抓挠局部、敷贴被汗液浸湿，若出现瘙痒、红斑等其他异常情况及时告知医护人员进行处理，以免加重皮肤过敏。

（2）敷贴过敏的处理

1）及时告知护士，护士会根据患者情况改用透气、低敏的敷贴、纱布敷料或水胶体敷料等。

2）对消毒剂过敏者，更换消毒剂或仅使用生理盐水清洁局部皮肤。

3）当敷贴过敏严重时，若留置的是外周静脉留置针，应及时拔除，并遵医嘱局部应用地塞米松乳膏等抗过敏药物；若留置的是 MC、CVC、PICC 等导管，在应用抗过敏药物的同时选用低敏敷料或纱布敷料进行导管固定。

9. 液体输注不通畅有哪些原因？

输液不通畅，是静脉治疗过程中常见的现象，一旦发生不要惊慌，及时呼叫护士进行处理。输液不畅的原因如下：

（1）针头滑出血管外。

（2）针头紧贴血管壁或折叠弯曲。

（3）输液装置堵塞。

（4）输液瓶（袋）压力过低。

（5）静脉痉挛。

（6）输液装置接口与输液器接口不吻合。

10. 药物如果输完了，输液瓶内空气会进入人体内吗？

药物输完，非人为加压的情况下，输液瓶内空气不会进入人体内。因为人体静脉内都存在静脉压，输液是利用大气压和药液的液体压，共同对抗体内的静脉压，让药液流入体内。当输液管内的液体下落到一定位置时，外界压力与静脉压就会达到一个平衡，药液便不再下落。

11. 患者发现液体输注完应怎么办？

液体输注完后正确的处理方式是："一关"，输液完毕请首先关闭输液器开关；"二呼"，关闭输液器开关后，按铃呼叫护士更换药液；"三等待"，耐心等待护士前来处理。

12. 化疗药外渗后需要做封闭吗？

化疗药外渗后是否需要做封闭，主要取决于药物的性质，临床常用的化疗药物如下：

（1）发疱性化疗药物：主要有蒽环类 （多柔比星、表柔比星等）、植物碱类（长春新碱、长春地辛等）、抗生素类 （丝裂霉素、柔红霉素等）、氮芥、美登素等。外渗后短时间内即可发生红、肿、热、痛，甚至皮肤及组织坏死，也可导致永久性溃烂。

（2）刺激性化疗药物：如达卡巴嗪、依托泊苷、链佐星等。可引起烧伤或轻度炎症和疼痛，导致皮下组织坏死。

（3）非刺激性药物：如吉西他滨、环磷酰胺、铂类药物等，对皮肤及组织无明显发疱或刺激作用。

在输注化疗药过程中，如注射部位出现疼痛、发红、肿胀、烧灼感、输液不畅等异常情况时，及时报告医务人员。当发疱性或刺激性化疗药外渗时，应立即停止输液，尽量回抽药物，然后拔除导管，采用封闭疗法。目前，常用利多卡因

100mg+生理盐水 5ml+地塞米松 5mg 在原穿刺点做环形封闭，每日 1 次，封闭 3 次，抬高患肢。

13. 药物外渗做了封闭后，需要注意些什么？

（1）抬高患肢，尽量使患肢高于心脏水平 20～30cm，以促进血液回流与药物吸收。

（2）根据外渗药物类型，严格听从护士建议进行冷敷、热敷或药物外敷，抗肿瘤药，如蒽环类（紫杉醇等）、表柔比星等采取冷敷；草酸铂类（奥沙利铂等），长春碱类（长春新碱等）特殊药物采取热敷。应在外渗发生后的前 24～48 小时内使用，每日最少 4 次，每次持续 15～30 分钟，同时注意避免过冷过热加重皮肤软组织损害。

（3）若出现水疱，患者注意不要自行弄破，应保持皮肤的完整性，等待护士进行抽吸或敷料包扎处理。如果出现疼痛、肿胀等不适，及时与护士沟通。

（4）若患肢皮肤已经出现破溃、坏死等，要注意保持创面清洁，勿沾生水、不随意揭开敷料等，避免感染。

（5）当外渗部位在手背、关节等处时要注意进行适当功能锻炼，切不可因为疼痛不愿意活动患肢而引起肢体活动功能障碍。

（6）保持乐观的心态，积极面对。

14. 使用下肢静脉输液时有哪些注意事项？

一般情况下静脉输液不建议选择下肢，主要是因为下肢静脉瓣较上肢多，血液流速缓慢，回流时间长，药物需要较长时间才可发挥作用，不利于治疗；此外，下肢更容易发生静脉炎和静脉血栓，所以尽量不选择下肢，必须选择下肢静脉输液时应注意以下几点。

（1）输液时可以适当抬高下肢 20°～30°，以加快血液循环，减少药物对下肢血管内膜的刺激。

（2）保持良好的心态，输液前提前做好准备，输液时避免走路或过多活动。

（3）如果出现穿刺点周围有红肿热痛、下肢感觉沉重、皮肤有绷紧感或颜色异常、关节出现肿胀疼痛及活动受限等异常情况，及时告知医务人员。

15. 留有静脉导管的手臂可以测量血压吗？

除非紧急情况且无其他选择，留有静脉导管的手臂不能测量血压。因为测血压时血管压力增大、血液回流受阻，导致导管过分挤压而堵塞或损坏。因此，为了延长导管使用时间，不能在留有静脉导管侧的肢体进行血压测量（图 4-3）。

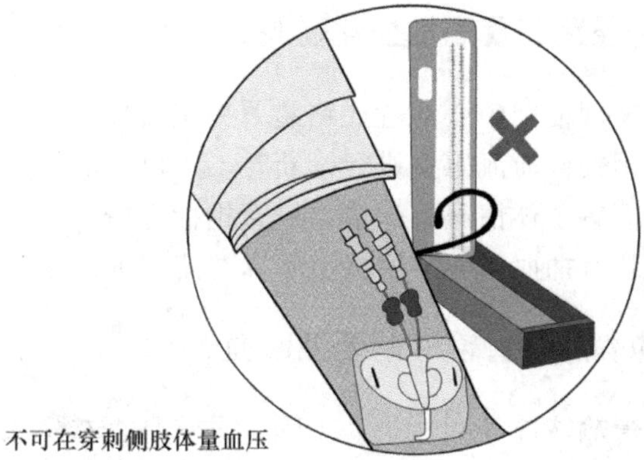

图 4-3　不可在穿刺侧肢体量血压

彩图 4-3

假若患者双上肢都留有静脉导管，可以选择下肢进行血压的测量。下肢血压的测量临床上多推荐采用踝部测量法，将袖带绑在患者的双脚踝上方，袖带下缘距内踝上 2～3cm，松紧适宜。踝部血压正常参考值：青年人 100～165/60～89mmHg，中老年人 110～170/60～89mmHg。

16. 留置静脉导管期间洗澡有哪些注意事项？

留置静脉导管期间洗澡时，要注意使用静脉导管保护袖套，或用保鲜膜在置管部位缠绕 2～3 周以上作为“临时袖套”，“袖套”两端边缘 4～5cm 处再次用胶带固定，并在淋浴时举起置管侧手臂避免接触到水，而且洗澡时间不宜过长，以不出汗为宜。通常情况下留置静脉导管期间建议患者采取淋浴，禁止盆浴、泡浴、蒸桑拿等。

目前，市面上也可以买到现成的 PICC 置管防水袖套（图 4-4），相比于自制的“临时袖套”更加方便实用。

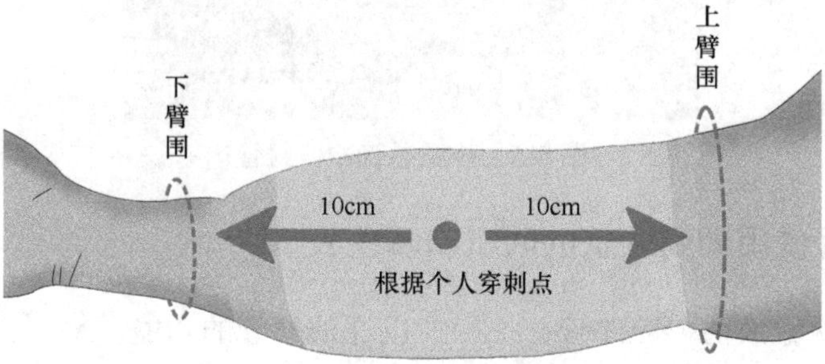

图 4-4　PICC 置管防水袖套

彩图 4-4

另外，洗澡时间尽量选择在换药的前一天或当天，洗澡后立即检查透明敷贴有无浸湿，发现异常及时到医院进行处理。

17. 能从中心血管通路装置内抽血化验吗？

临床上不推荐常规使用中心血管通路装置采集血标本，仅限于外周静脉采血困难或需要对导管相关性血流感染进行诊断时，才可以从中心血管通路装置采集标本。医生会根据患者个体情况、病情、检查指标等情况进行利弊分析，如果决定从中心血管通路装置抽血化验会严格按照标准流程进行相关操作。

18. 为什么留置的静脉导管输液前要抽回血？

留置的静脉导管输液前抽回血是为了确定导管是否在静脉管腔内。通过抽回血的方式可以有效评估导管功能，如果存在回抽受阻或者抽不到回血的情况，这时候不宜输液，需要检查导管尖端的位置，并且确定导管通畅且在血管内之后，才能继续使用。

19. 静脉导管使用期间需要每天进行冲、封管吗？

冲管是指使用冲管液将输液导管中的药液、血液等冲入血管中的行为，其目的是清除导管内积存的残留物，预防静脉导管堵管等并发症的发生。所以，在静脉导管使用期间，会根据导管的类型、输注液体的性质等适时给予脉冲式冲管及正压封管，以保持导管的畅通，减少输液相关并发症的发生（图 4-5）。

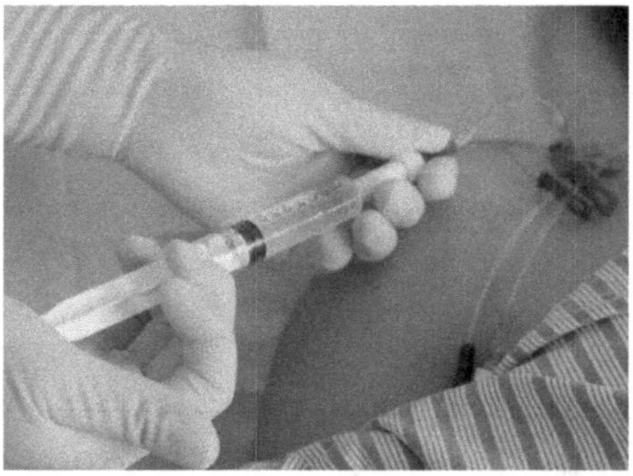

彩图 4-5

图 4-5　静脉导管冲、封管

20. 静脉导管使用期间冲管的时机有哪些？

（1） 每次输液前，应冲管并抽回血以评估导管的功能。

（2） 每次输液后，应冲管以清除导管内腔中残留的药物。

（3） 输注高黏滞性液体（血液、全胃肠外营养、白蛋白、脂肪乳）后，应立即冲管再输注其他药物。

（4） 当两种药物之间存在配伍禁忌时，中间用生理盐水或 5%葡萄糖注射液进行冲管。

（5）常规在输液中断或结束后进行封管。封管时应选择生理盐水或 10～100U/ml 的肝素溶液进行正压封管，以减少导管内腔堵塞和导管相关性血流感染的风险。

21. 静脉导管冲管时能使用 5%葡萄糖注射液吗？

静脉导管冲管时一般推荐使用 0.9%生理盐水，但是若患者输注的药物与生理盐水存在配伍禁忌，则应考虑首先使用 5%葡萄糖注射液进行冲管，随后再使用生理盐水或 10～100U/ml 的肝素溶液封管。需要注意的是，不可以用 5% 葡萄糖注射液封管，因为葡萄糖注射液残留在导管内壁容易造成管道堵塞（图 4-6）。

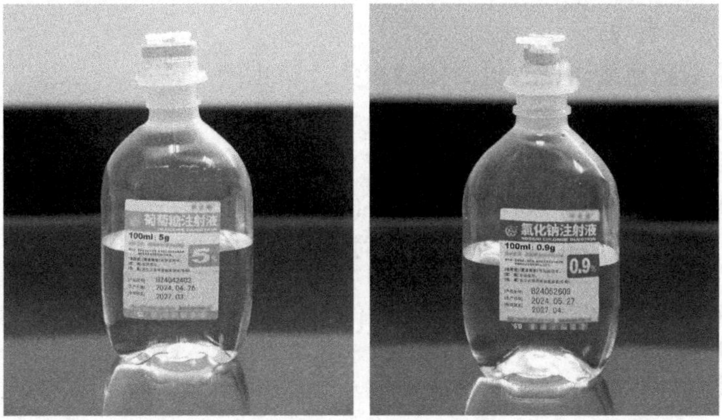

图 4-6　5%葡萄糖溶液与 0.9%氯化钠溶液

彩图 4-6

22. 为什么冲管要推一下停一下呢？

推一下停一下就是临床所说的脉冲式冲管，是将冲管液分为数次推注，每次推注约 1ml 并间隔 0.4 秒，使得生理盐水在导管内产生正、负压形成小漩涡，增加对导管壁全面均匀的冲洗，有利于把附着在导管壁上的残留药物冲洗干净（图 4-7）。

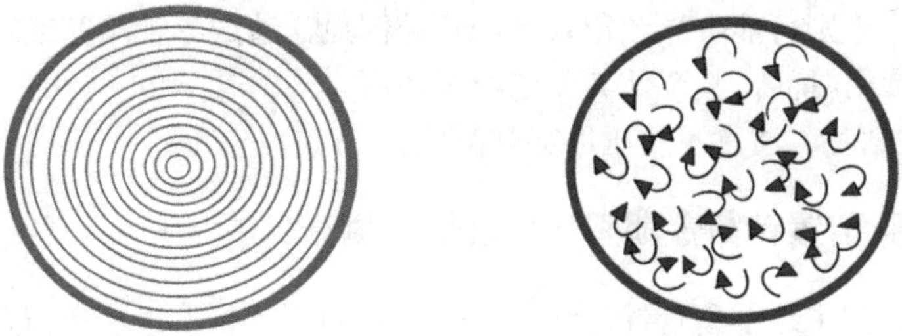

普通式冲管　　脉冲式冲管

图 4-7　普通式冲管与脉冲式冲管

彩图 4-7

23. 脉冲式冲管有哪些优点？

（1）脉冲式冲管可以使得液体在管道中以较高的速度流动，提高冲洗效果，避免管道内药物的残留，同时，脉冲式冲管产生的湍流较连续冲洗产生的层流更能显著减少管腔污染，降低导管相关性血流感染。

（2）延长导管的使用寿命，减少堵管等并发症的发生。

24. 使用外周静脉留置针输液时要注意什么？

（1）要充分暴露留置针和穿刺部位，比如穿刺部位在右手，则建议挽起右手袖子，把留置针露出来，便于观察穿刺部位的皮肤是否出现红肿、渗血渗液、敷贴脱落或卷边等表现。

（2）不要随意旋转留置针封闭的接头，防止接头脱落。

（3）输液速度由护士调节，患者不可擅自调节。

（4）输液时可保持舒适体位，但注意不要压迫留置针。

（5）在输液过程中，如果发现药物有颜色改变、液体变浑浊、输注速度变快或变慢、血管疼痛等各种异常情况，及时告知医务人员处理。

25. 外周静脉留置针留置期间要注意什么？

（1）要保持穿刺部位的清洁、干燥，如有出汗、潮湿、卷边情况及时告知医务人员。

（2）淋浴时需做好防水措施，可使用保鲜膜包裹穿刺部位，保鲜膜的边缘超过敷料边缘至少 5cm，包裹 3～4 周，边缘用胶布贴紧，淋浴后检查贴膜下有无进水，如有进水，应及时告知医务人员，以免造成感染。

（3）尽量穿宽松的衣服，衣袖不可过紧，穿衣时应先穿有留置针一侧的衣袖，脱衣时应后脱有留置针一侧的衣袖。如果留置针脱出，请压迫穿刺点并及时告知医务人员前来处理。

（4）穿刺侧肢体一般情况下可以适当活动，但不要过度用力、大幅度活动或者剧烈运动，否则可能会导致留置针的管腔回血，造成导管堵塞或者渗血，从而缩短留置针使用时间，甚至使其无法继续使用。

（5）睡觉时，注意不要压迫穿刺侧肢体。

26. 外周静脉留置针留置期间如何洗脸、刷牙？

“护士，打了这个留置针，我可以洗脸、刷牙吗？”患者在留置外周静脉留置针后经常会碰到这样的问题，那么该如何洗脸、刷牙呢？

（1）如果外周静脉留置针是在前臂的位置，正常的洗脸、刷牙等日常活动都是可以的，但需注意避免水倒流打湿敷料、外露部分及接头。

（2）如果外周静脉留置针是在手背的位置，洗脸时可以先佩戴防水薄膜手套，再用透明胶带封闭边缘，拧毛巾时保持携带留置针的手在上方或使用未携带留置针的手单手拧毛巾；刷牙全程推荐使用无留置针的手进行单手操作，防止留置针回血及漱口水污染留置针贴膜和外露部分。

27. 外周静脉留置针意外脱出怎么办？

当外周静脉留置针意外脱出时，患者及家属首先应保持冷静，并采取以下措施：

（1）**立即按压止血：**使用棉签或清洁物品如纸巾按压针眼处，以帮助止血。

（2）呼叫医护人员，寻求帮助。

（3）**止血后处理：**观察伤口是否有红肿，针眼处24小时保持干燥。

（4）一般情况下，留置针限于院内使用，若特殊情况需携带外周静脉留置针回家，应居家配备无菌棉签。如留置针意外脱出应使用无菌棉签顺着血管走向按压3～5分钟，直至穿刺部位没有血液溢出。出血停止后再使用络合碘或酒精对穿刺局部进行消毒。

28. 儿童在使用外周静脉留置针期间如何避免牵扯压迫？

（1）外周静脉留置针使用过程中，家长要认真看护儿童，避免儿童随意拉扯、玩耍外周静脉留置针（图4-8）。

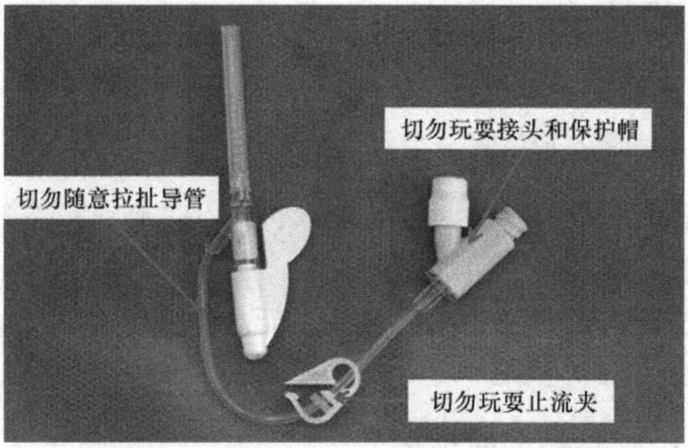

图4-8 儿童使用外周静脉留置针注意要点

彩图4-8

（2）若外周静脉留置针在头部，注意儿童睡觉时要将头偏向没有留置针的一侧，不输液期间可戴帽子以保护留置针不被牵扯。

（3）若外周静脉留置针在手背或前臂，不要让儿童抓到留置针，以免留置针脱落造成针眼处出血，可以给儿童戴手套保护留置针。穿衣服时先穿留置针侧肢体，脱衣服时先脱无留置针侧肢体。

（4）若外周静脉留置针在下肢，家长抱儿童时应一手穿过胯部把脚分开，睡觉时在儿童双腿间放衣服或软垫分开两脚，防止脚蹬脚踢到留置针。暂不使用留置针输液时，可用清洁宽松的袜子套住，减少意外牵扯脱落。

29. 为什么要使用透明敷贴固定外周静脉留置针？

留置外周静脉留置针期间，护士通常会在留置针上用透明敷贴将其固定，而不是用普通的输液胶带，这样做是为什么呢？

（1）透明敷贴是一种无菌透明敷料，具有防水、防菌等特点，能提供密闭的屏障，阻隔外界的液体和微生物。

（2）透明敷贴黏性好，能有效固定外周静脉留置针，避免外周静脉留置针脱出。

（3）透明敷贴透明度高，透气性良好，可清楚看见穿刺点，及时发现穿刺部位有无红肿、渗血渗液等。

30. 拔针后为什么会出现皮肤青紫？

（1）按压时间不足：一般自然凝血时间是3～5分钟，如果按压时间不足，血液会从血管流至皮下，皮下淤血局部堆积而导致皮肤青紫。

（2）按压部位不正确：有的患者拔针后急于穿衣或拿东西，棉签随意按压，导致没有按压到穿刺处的出血点。

（3）按压方式不正确：为了图方便直接用胶布代替人工按压，或者按压过程中边按边揉，导致渗血更多。

（4）自身原因：有的患者本身血管条件差，凝血功能不好或正在使用抗凝药物，导致穿刺点更容易渗血。

31. 拔针后如何正确按压？

（1）拔针后应该至少按压3～5分钟，对于有凝血功能障碍的患者可以按压10分钟或更长，以达到更好的止血效果。

（2）按压位置应在针眼上方约0.5cm，沿血管方向使用拇指或食指、中指等2～3个手指进行按压，力度适中，不要揉压（图4-9）。

32. 拔针后出现皮肤青紫如何处理？

一般情况下，如果皮下出血少、范围小，无须进行特殊处理，皮肤青紫可自行吸收消散。当青紫范围较大，甚至有皮下血肿或疼痛明显时，可以考虑使用以下方法进行处理。

（1）青紫24小时内宜冷敷，冷敷可以使血管收缩，起到加快止血的作用，冷敷温度一般建议在4～6℃，条件不允许可以直接使用冰袋冰敷，冰袋需要用毛巾包裹，不可直接接触皮肤，同时要注意保持穿刺处皮肤的清洁干燥，避免细菌感染，冷敷时间10～15分钟，每隔1～2小时冷敷一次。

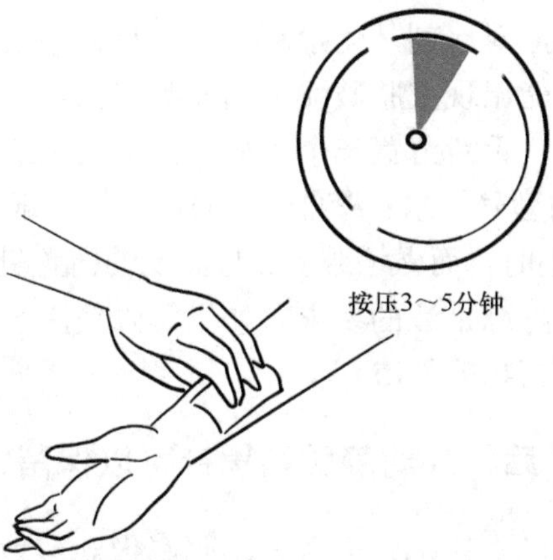

图 4-9　输液后正确按压方式

彩图 4-9

（2）青紫 24 小时后宜热敷，热敷可以促进局部血液回流，使淤血吸收，同时注意温度不可过高，一般 60℃左右，同样要注意保持穿刺处皮肤的清洁干燥，热敷 10～15 分钟即可，避免烫伤，每隔 1～2 小时热敷一次。

（3）抬高青紫侧肢体，尽量避免使用该肢体提重物等。

（4）有条件的情况下可以使用硫酸镁进行湿敷，或者用厚度 3～5mm 的土豆片覆盖在青紫的地方，也可以起到消肿化瘀的作用。

（5）一般情况下青紫会在 7～15 天逐渐消散，如果青紫后局部血肿范围越来越大，疼痛明显，应及时就医处理（图 4-10）。

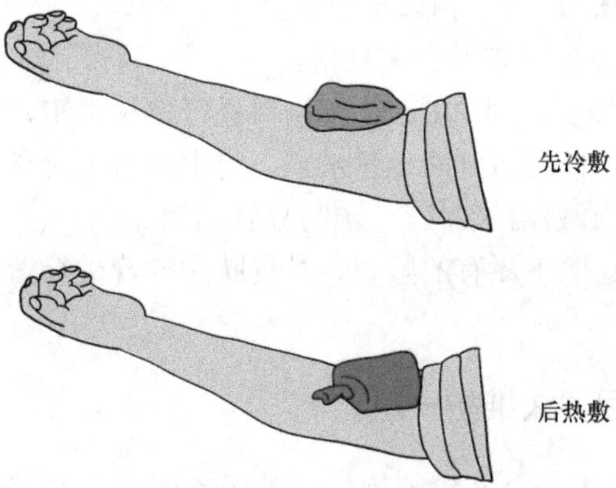

图 4-10　拔针后青紫的处理方法

彩图 4-10

33. 手臂上已有外周静脉留置针，做增强 CT 检查时，还需要重新穿刺吗？

一般情况下，如果医生开了增强 CT 检查，到了 CT 室无论手上有没有外周静脉留置针都会需要重新留置一个，主要的原因有以下几点：

（1）快速静推对比剂：做增强 CT 需要重新留置留置针主要是为了快速安全

地静脉推注对比剂，对比剂是化学制剂，一旦外渗至周围组织，轻则使皮肤出现瘙痒红肿，重则可能出现皮肤破溃、坏死等现象，为了确保留置针绝对的通畅，避免对比剂的外渗，重新留置一个是最为保险的做法。

（2）留置针的型号需求：普通病房的留置针一般为22～24G，管径相对较细，可以留置72～96小时，而做增强CT时需要的留置针管径更粗、型号更大，才可以满足对比剂快速静脉推注的要求，如果勉强使用小号留置针不仅会影响推注速度，也更容易导致药物的外渗。

34. 做完增强CT后，外周静脉留置针可以保留继续输液吗？

增强CT使用的对比剂是一种为增强影像观察效果而输入人体组织或器官内的化学制品。CT增强扫描是在短时间内快速将大量对比剂注入静脉中，对血管刺激大，容易引起对比剂外渗，刺激皮下组织，造成不同程度软组织肿胀，重者甚至引起皮下组织坏死造成功能障碍。所以做完增强CT后应观察30分钟，若无外渗风险且需继续输液，可保留外周静脉留置针并密切观察。如拔除留置针，应按压穿刺点及上方5～10分钟，直至无出血。留置针拔除后应观察穿刺处有无异常，如出现红肿、瘙痒、青紫、疼痛等，应及时告知医务人员进行处理。

35. PICC“换药”包含哪些内容？

为了预防导管感染，保持导管通畅，需定期进行PICC“换药”，也就是医务人员所说的导管维护，一般包括以下内容：

（1）带管情况评估，查看有无异常。

（2）更换输液接头：对PICC螺纹端口进行擦拭消毒，更换新的输液接头。

（3）冲洗导管：抽回血判断导管功能，用生理盐水对导管进行冲洗，再予以生理盐水或10U/ml 肝素溶液封管，预防导管堵塞。

（4）更换敷料：取下原有的敷料，对皮肤和导管进行消毒，待干后更换新的敷料。

36. PICC留置期间多久维护一次？

PICC留置期间，无论是在输液治疗还是居家期间，均应至少每7天维护一次。

（1）输液接头更换时间：至少每7天更换一次，发现输液接头有破损、脱落、接头内有残留血液或药物时，应立即告知护士进行处理；经输液接头抽血、输血或因任何原因的移除后都应及时更换。

（2）导管冲洗时间：导管不输液时，至少每7天冲洗一次；输液期间，护士会根据治疗情况和使用药物情况进行导管冲洗。

（3）敷料更换时间：置管后24～48小时内需更换敷料，以后根据敷料类型更换。通常无菌透明敷贴至少每 7 天更换一次，纱布敷料至少每 2 天更换一次，敷料有松动、潮湿、卷边、破损或穿刺部位有渗血、渗液、污染时应及时更换。

37. 居家期间 PICC 需要定期维护吗？

PICC 导管维护时间间隔过长，可能会导致细菌滋生、血栓形成、导管堵塞等问题的发生，为了预防并发症的发生，确保 PICC 导管的正常使用，需要定期找专业人员对导管进行维护。

38. PICC 留置时间已到期，还能继续使用吗？

PICC 使用时间应取决于不同导管材质和生产厂商使用说明，原则上不超过 1 年。不管疗程是否结束，到了有效期都建议拔除 PICC 导管，否则并发症的风险会显著增加。

39. 如何预防静脉导管回血？

静脉导管如果出现回血，血液在导管内容易凝固造成导管堵塞，从而影响导管正常使用，甚至可能导致提前拔管。患者做好以下几点可减少或避免导管回血：置管侧肢体避免重体力劳动，如提重物、打球、做引体向上、做俯卧撑等；睡觉时避免压迫置管侧肢体；剧烈频繁咳嗽、呕吐，会导致胸腔压力增加，更容易回血，期间应加强观察，及时处理；留置针穿刺侧肢体不可长时间下垂；按要求定期维护。

40. 静脉导管发生回血该怎么处理？

一旦发现导管回血，应及时到医院找医务人员对导管进行专业的处理，避免血液在导管内凝固造成导管堵塞，从而导致提前拔管。

回血早期，可先将导管内血液回抽丢弃，然后用生理盐水冲洗使导管恢复通畅；若回血已经凝固，回抽不畅，则按静脉导管堵塞处理。

41. 什么情况下应该拔除静脉导管？

（1）治疗结束后，经评估无须再使用该静脉导管。

（2）出现相关并发症经处理无改善。

（3）静脉导管留置时间超过使用期限。

42. 中心血管通路装置拔管后有哪些注意事项？

（1）按压穿刺点 5 分钟以上，直到不出血为止，并用敷贴覆盖、封闭穿刺点至少 24 小时。

（2）穿刺点或伤口避免接触水，拔管后 24 小时内不要洗澡、淋浴、游泳等，保持局部清洁干燥，避免引起感染。有糖尿病或其他疾病影响穿刺点或伤口愈合的患者可适当延长时间，待穿刺点或伤口完全愈合后方可沐浴。

43. 输液港使用时如何维护？

（1）连接输液港时，必须使用专用无损伤针，因其设计可有效降低对港座穿刺隔膜的损伤，最大程度保证输液港的安全使用；此外，如需进行压力注射，除要求输液港为耐高压型外，还需使用耐高压无损伤针。

（2）持续输液时，同一个无损伤针一般连续使用不能超过 7 天，同时要注意固定和保护，防止针头脱出或受到污染。如果患者输液超过 7 天，通常在第 7 天输液完毕拔针，次日输液前再重新穿刺新的无损伤针。

（3）每次穿刺无损伤针前，应对局部皮肤进行消毒，依次为 75%乙醇 3 遍、0.5%聚维酮碘或＞0.5%氯己定，以穿刺点为中心，消毒范围直径 10～12cm，大于敷料面积。

（4）无损伤针穿刺连接输液港后，会用无菌透明敷贴或者纱布敷料固定无损伤针并保护穿刺部位，需保持敷料的清洁干燥。无菌透明敷贴每 7 天更换一次，纱布敷料则每 2 天更换一次，如敷料潮湿、卷边、破损等需随时更换。

（5）输液港使用期间，穿宽松衣服，注意保护穿刺部位，不可用力碰撞、摩擦、压迫港座部位，植港侧肢体不要进行剧烈的运动，以防针头在穿刺隔膜内摆动，对穿刺隔膜造成损伤，甚至导致针头脱出，造成药物外渗等严重后果。

（6）输液过程中如出现以下情况，及时告知护士：输液速度发生变化；穿刺部位有发红、疼痛、烧灼感、肿胀等不适，或潮湿、渗漏；敷料松动、破损等。

44. 静脉导管的维护是越频繁越好吗？

静脉导管的维护不是越频繁越好。主要维护步骤包括更换输液接头、抽回血后冲洗导管并封管、更换透明敷贴等。导管相关性血流感染与操作者的手部卫生、输注的药物、输液接头、皮肤、敷贴、导管等密切相关，更频繁的维护并没有益处，反而会增加感染的风险。因此，一般情况下，输液港未使用期间每 28 天维护一次，使用期间每 7 天维护一次，MC、CVC、PICC 在使用或未使用期间均为每 7 天维护一次。当敷贴潮湿、卷边、破损，或输液接头有破损、脱落、接头内有残留血液或残留物时，应立即维护处理。

45. 输液港植入后可以马上洗澡吗？

（1）静脉输液港植入后：不能马上洗澡，要待切口愈合（10～14 天拆线后），方可洗澡。

（2）连接无损伤针输液治疗期间：应避免洗澡，建议等到无损伤针拔出，针眼闭合（约 24 小时）后方可洗澡。

46. 输液港取出后有哪些注意事项？

（1）输液港取出时通常会划开原切口，为一项创伤性操作，要注意观察切口部位有无渗血，有的患者局部会出现青紫，1～2 周会自行消失，如果青紫加重，应及时就医。

（2）切口未拆线前，保持局部清洁干燥，注意不要沾水，以避免感染，观察局部有无红肿热痛，出现异常情况及时报告医生。常规每 2 天换药一次，待切口愈合为止，一般患者术后 10～14 天左右切口可以拆线。

（3）术后 1 周内勿使用同侧手臂负重，以免切口出血、裂开，延缓愈合。

（4）避免进食辛辣刺激的食物，可进食富含蛋白质及维生素类食物，如牛奶、鸡蛋、鱼肉、水果、蔬菜等。

47. 输液港植入后切口多久换药一次？

一般患者术后 10～14 天切口可以拆线，拆线前到医院对切口部位进行换药，第一次换药在植入后第 2 天，之后每 2 天换药一次，直至切口完全愈合。应注意保持切口敷料干燥，切勿随意打开，以避免切口感染。若穿刺部位发生渗液、渗血或敷料出现卷边、松动、潮湿、污染、完整性受损时，应及时到医院就诊，由专业人员进行处理。

48. 输液港植入后换药时敷料如何选择？

输液港植入后，因早期换药频繁，为避免透明敷贴频繁撕脱对皮肤造成损害，建议使用无菌纱布覆盖切口及穿刺点，每 2 天更换一次，直至切口愈合。后续治疗期间，可将无菌纱布剪成小方纱包裹无损伤针蝶翼（应暴露穿刺点），外盖透明敷贴固定无损伤针。对黏胶过敏的患者可选择水胶体等治疗性敷料（图 4-11）。

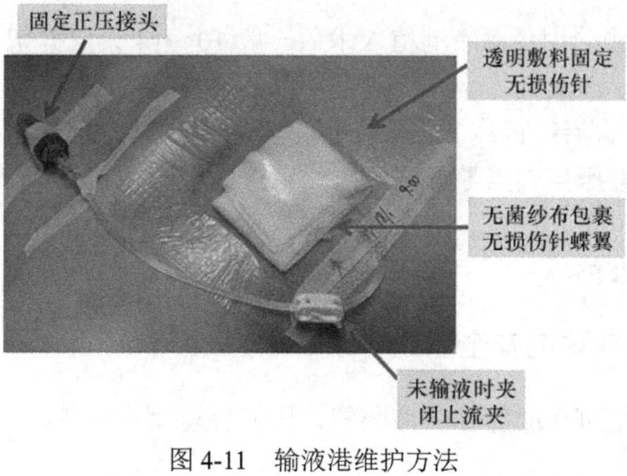

图 4-11　输液港维护方法

彩图 4-11

49. 输液港植入前可以进食吗？

输液港植入一般是在局部麻醉下进行的，手术当天患者可以正常进食，但应避免辛辣刺激性食物，以免术中出现异常情况影响手术。特殊患者如果需要在全身麻醉下进行手术时，术前需禁饮禁食 8 小时。

50. 输液港切口的缝线多久可以拆除？

输液港切口一般 10～14 天根据伤口情况予以拆线。拆线前应观察切口情况，如切口愈合良好，无红肿、硬结等不良表现，可予以拆线。若患者出现抵抗力下降、营养状况差、局部皮肤反复摩擦等情况使切口延迟愈合时，应把拆线时间延长 3～5 天，待切口完全愈合再拆线。目前，临床缝合切口时常使用可吸收缝线，能被人体自行吸收，可免于拆线，但个别患者可能出现线结反应，表现为缝线处红肿，此种情况下，在评估切口完全愈合后，应及时拆除可吸收缝线。

51. 输液港植入后可以进行日常活动吗？

（1）静脉输液港植入术后 24 小时内，应适当减少植港侧肢体活动。

（2）切口愈合的第 1 周内，不要对植港处皮肤施加压力，动作需轻柔。

（3）切口愈合后可进行日常家务劳动，如洗碗、扫地、擦桌子、做饭等；可从事一般工作及轻松的体育运动，如散步、打太极拳等。

（4）避免使用植港同侧的手臂提大于 5kg 的重物、做引体向上、托举哑铃、做俯卧撑等，不建议患者进行一些挥臂性质的运动，如打羽毛球、乒乓球等体育锻炼，以防港座发生翻转，导管扭转等。

（5）日常生活中，应注意不要用力压迫、撞击港座部位，保持港座部位皮肤的干燥、清洁。衣着宜柔软宽松，避免背包带及女性文胸肩带等摩擦港座附近的皮肤。

52. 输液港植入后多久可以洗澡？

（1）切口未愈合时：输液港植入术后一般 10～14 天依据切口情况予以拆线，拆线前一般不建议洗澡。

（2）切口愈合后：拆线 2 天后，可正常沐浴。无损伤针留置期间避免淋浴，拔除无损伤针后按压穿刺点 5 分钟，用无菌透明敷料覆盖 24 小时后可正常沐浴；治疗间歇期内，可正常洗澡。洗澡时要注意适当保护港座部位，避免用力揉搓、碰撞切口和港座部位。

53. 输液港埋植在体内安全吗？

输液港是安全可靠的静脉输液装置，因其完全埋在皮下，不暴露于体表，相较其他类型的中心血管通路装置而言，感染风险更低。输液港由包含穿刺隔膜的港座和导管组成。港座底一般采用钛合金或者热塑脂材料制成，生物相容性好，耐用且不易发生血栓，对 CT 或 MRI 检查的影响小。穿刺隔膜由硅胶树脂材料制成，这种材料具有自动闭合性，有利于保持无损伤针的稳定性，可以经受无损伤针的反复穿刺。导管多由硅胶或聚氨酯等材质制成，硅胶导管具有高度的生物相容性，与人体组织反应小，不容易形成血栓和纤维蛋白鞘，但抗牵拉能力弱，容易出现打折或破损现象，聚氨酯导管具有较高的生物相容性，抗牵拉及抗压能力强，相对于硅胶导管不易破损。现有的输液港都具有 X 线显影的特性，利于术中和术后定位。但留置输液港也可导致一些并发症，如港座翻转、港座外露、导管相关性静脉血栓、导管堵塞、导管尖端移位、导管破损或断裂、感染、药物外渗等，正确的护理可以防止并发症的发生。

54. 连接在输液港上的无损伤针，多久需要更换一次呢？

无损伤针安装后，最长留置时间为 7 天。无损伤针拔除前应使用 10ml 及以上的生理盐水脉冲式冲管，再用生理盐水或 100U/ml 肝素溶液正压封管。拔出无损伤针后检查针头是否完整，有无毛刺或倒钩。拔除后按压穿刺点 5 分钟，用无菌小方纱覆盖穿刺点，再用透明敷贴固定 24 小时。

55. 输液港抽不出回血是什么原因？

输液港一旦出现回抽无回血，首先应积极处理，无果后应立即联系医生行 X 线检查，切不可暴力冲管，以免损伤导管。输液港抽不出回血可能与以下原因有关：

（1）导管堵塞：输注血液、黏滞度高的药物后冲管不充分，或者输注两种不相容的药物之间未充分冲管，均可导致残留的血液或药物堵塞管腔。胸腔内压力增高如剧烈咳嗽或呕吐、植港侧肢体过度负重，以及封管时未采用正压封管方法，或者输液速度过于缓慢等，均可导致导管内回血从而使导管堵塞。一旦导管堵塞，应尽快使其复通。

（2）无损伤针穿刺不当：常见于无损伤针插在港座内侧壁上、针头插入位置偏离港座中心等。可通过转动针头方向，使针头斜面不紧贴注射座内壁，或重新找准位置后垂直插入，禁止倾斜或摇摆针头。

（3）导管移位：导管尖端位置过浅、肢体大幅度运动、体位变化、剧烈咳嗽等因素均可导致导管移位。少数患者在活动或体位变化后，导管有可能自行回到腔静脉。不能自动复位者，则需要通过介入方法把导管送回或拉回到腔静脉。若移位的导管并发堵管或血栓无法使用时，应及时取出静脉输液港。

（4）导管尖端血栓和纤维蛋白鞘等形成：与患者年龄、长期卧床、高凝状态、感染、导管材质型号、导管尖端位置等因素有关。纤维蛋白鞘表现为回抽无回血，但输液顺利。有部分导管可通过使用尿激酶管内溶栓再通。

（5）夹闭综合征：见于锁骨下静脉植入的输液港。表现为患者保持某种体位时输液不畅，但变换体位后输液不畅得到改善。一般来说，若导管无破损，对输液影响不大，可边使用边密切观察，治疗结束后再考虑取出输液港。若夹闭严重，输液不通畅、有血栓形成或出现导管破损或断裂，则需联系医生尽快取出输液港。

（6）导管破损或断裂：由于夹闭综合征或其他原因，如颈肩部活动不当及外力冲击等导致。一旦发生导管破损应及时取出输液港。

五、输液相关并发症篇

1. 什么是输液相关并发症？

输液相关并发症是指在输液过程中或输液后，由于穿刺技术、给药部位、护理方式、患者病情等各种因素影响，出现的不良反应或疾病状态，严重影响用药安全和治疗效果，给患者带来一定痛苦，甚至危及生命。常见输液相关并发症包括发热反应、过敏反应、急性肺水肿、静脉炎、空气栓塞、药物外渗等。

2. 输液工具相关并发症主要有哪些？

输液工具包括留置针、中长线导管、PICC、CVC、输液港等各种穿刺工具，以及输液器、输液接头等。在输液过程中或输液后，由于患者、药物、护理等多重因素，可能会出现一系列与输液工具相关的并发症，不仅影响静脉导管的功能及治疗效果，甚至危及患者的生命安全。常见的输液工具相关并发症有静脉炎、导管脱出、导管堵管、导管相关性静脉血栓、导管相关性血流感染等。

3. 静脉导管出现哪些情况需要及时就医处理？

静脉导管带管回家期间，如遇以下情况请及时到医院就诊处理：

（1）感觉气短或胸闷，体温升高＞38℃，寒战、畏寒，置管侧手臂麻木，置管侧手臂、颈部肿胀疼痛，穿刺部位出现红、肿、热、痛，穿刺点有分泌物或穿刺点渗血且按压无效。

（2）导管断裂、导管脱出、导管回血。

（3）敷料潮湿、卷边、松动、脱落。

（4）输液接头脱落。

4. 输液后血管变成“条索状”是怎么回事？

输液中或输液后，个别患者输液侧手臂可能会出现一条条红色的线或者一块块红色的斑，用手轻轻地按一下还有疼痛感或摸到硬硬的呈条索状的静脉，甚至有脓液流出，这就是医务人员常说的静脉炎。静脉炎的发生主要是由于输入高浓度、强刺激性的药液或者因患者自身血管条件差、抵抗力低以及静脉导管留置时间过长、穿刺静脉出现感染等原因引起的。

5. 如何预防静脉炎的发生？

根据静脉炎产生的原因，做好以下几点可有效减少或避免静脉炎的发生。

（1）根据医务人员的健康宣教，再结合自身疾病、输注的药物、血管条件，选择合适的输液工具。积极配合医务人员留置静脉导管，减少反复穿刺对血管内膜的损伤。

（2）抬高输液侧肢体，注意保暖，促进血液循环；避免置管侧肢体长时间下垂、避免活动或睡觉时压迫置管侧肢体；根据医务人员的健康宣教，做一些特定的功能锻炼，如进行握拳松拳、踝泵运动等。

（3）患者不要自行调节输液速度，避免因输液速度不当造成血管内壁损伤。

（4）定期维护导管，一旦出现导管破损、敷料卷边、松动、输液接头脱落等情况，立即告知护士进行处理。

（5）加强营养，提高机体抵抗力。

6. 发生静脉炎怎么办？

发生静脉炎，医务人员会根据产生静脉炎的原因进行相应的处理，与此同时，患者配合做好以下几点有助于静脉炎康复：

（1）立即停止输液，抬高患肢，高于心脏水平 15～30cm，促进血液回流。

（2）外周短导管应立即拔除，中心血管通路装置根据实际情况予以相应的处理或拔除导管。

（3）根据输注药物的性质进行热敷或冷敷；或使用特殊敷料和药物，如水胶体敷料、硫酸镁、高渗葡萄糖溶液、喜疗妥、芦荟、云南白药等外敷，促进炎症吸收，减轻炎症反应。

（4）红外线理疗。

7. 输液时“鼓包”是怎么回事？

输液“鼓包”是指静脉输液过程中，针头刺破血管，药物进入皮下组织，引起局部组织肿胀，形成包块，因而通常被称为“鼓包”。除此之外，还可出现穿刺点局部发红、疼痛、发白、发硬等，某些药物还可使皮肤由发白转为发紫、发黑，甚至产生水疱、焦痂。一般药物进入皮下组织，一段时间后可自行吸收，但如果是输注腐蚀性、刺激性药物发生“鼓包”，处理不及时则可能会导致局部组织溃烂、坏死。

8. 输液“鼓包”了怎么办？

发生“鼓包”时，不用紧张，可立即呼叫医务人员，同时关闭输液器上的速度调节开关，停止输液，找不到速度调节开关的患者及家属可以将输液管反折，防止药液继续进入皮下组织而加大肿胀。

“鼓包”后，首先，一般都需要拔针，对于腐蚀性药物，在拔针前需将进入皮下组织的药液尽量回抽，拔针后再重新选择合适的静脉进行穿刺，保证治疗能继续进行。其次，护士会根据输注药物的性质、“鼓包”的大小等情况，采取相对应的处理措施，处理手段包括但不限于冷热敷、干湿敷、药物外敷、局部封闭、特殊敷料敷贴等。

不同的药物“鼓包”，处理措施不同，有时甚至是截然相反，患者在此期间应听从医务人员的指导配合处理，避免因处理不当增加愈合难度，保持“鼓包”部位皮肤清洁，避免搔抓、挤压或浸湿穿刺点周围皮肤，增加感染风险。

9. 输液“鼓包”对人体有哪些危害？

“鼓包”对人体是否产生危害及产生危害的大小主要是由输注的药物决定的。如果是输注普通药物“鼓包”，则对人体损伤较小，主要是局部肿胀感，一段时间后机体会自然吸收。如果输注的是强刺激性、腐蚀性的药物，如大部分化疗药物、升压药物、高渗透性药物等，除导致局部组织肿胀、疼痛外，严重时还可引起皮肤溃疡、皮下组织坏死等，从而在局部形成瘢痕组织，影响美观，如果溃疡、坏死程度较深，甚至可能影响肢体功能，如果破溃处护理不当，也可造成伤口感染。

因此，在输液过程中应避免置管侧肢体过度活动，注意观察穿刺部位情况，有疼痛或“鼓包”应及时告知医护人员。

10. 输液“鼓包”了能进行热敷吗？

输液“鼓包”了能否进行热敷，要根据药物性质和组织损伤程度进行综合判断，具体情况咨询医务人员。

如果引起“鼓包”的是 5%葡萄糖溶液、0.9%氯化钠溶液、维生素注射液等普通药物，24 小时之内可以进行冷敷，冷敷温度为 4～6℃，时间为 15～20 分钟，24 小时之后再进行热敷，热敷温度为 40～60℃，儿童热敷温度控制在 38～40℃，不超过 42℃，外敷面积应覆盖“鼓包”面积。

如果引起“鼓包”的是化疗药、升压药、高渗性药物等可造成皮肤组织损伤的腐蚀性药物，应立即告知医务人员，应严格遵循医嘱处理，不能私自进行冷热敷。比如草酸铂类、长春碱类抗肿瘤类药物就应选择热敷，可使血管扩张，促进药物分布和吸收，有助于药物在损伤部位的扩散。而蒽环类抗肿瘤药、紫杉醇、氮芥等化疗药“鼓包”，早期（24 小时内）局部则首选冰敷，可减少渗出药物的吸收，灭活某些药物的局部破坏作用，同时，可减轻疼痛及对组织细胞的损害。

11. 预防输液“鼓包”该怎么做？

对于患者而言，尽量避免在输液过程中发生“鼓包”是很有必要的。

（1）在输液前应当及时向护士说明自身血管状况，以便为护士选择穿刺部位和血管等提供更多信息，避免在同一部位反复穿刺。

（2）在输液过程中一定要做好防护工作，不随意触碰输液部位，不剧烈或大幅度运动，也不要自行调节输液速度。

（3）注意观察，当发现注射部位肿胀、隆起、疼痛等异常应尽快呼叫护士，及时处理，避免“鼓包”进一步发展。

12. PICC 有条“尾巴”留在体外会引起感染吗？

PICC 的“尾巴”留在体外是指导管的末端部分暴露在皮肤外面（图 5-1）。通常情况下，PICC 导管的外露部分需要定期维护，保持清洁干燥，避免污染和感染。留有“尾巴”的 PICC 存在一定的感染风险，但通过以下措施可以降低感染的风险。

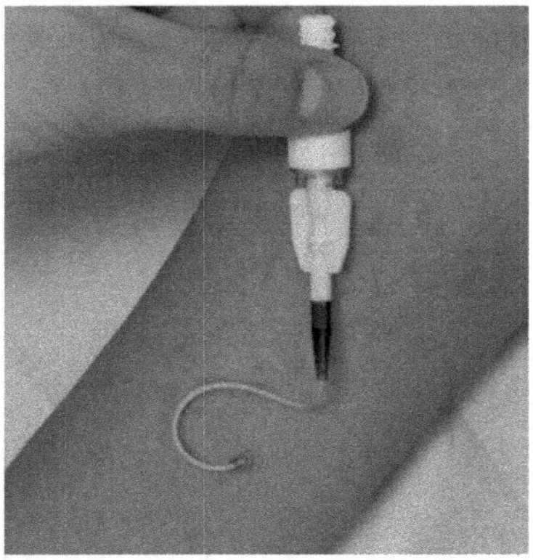

彩图 5-1

图 5-1　留在体外的 PICC“尾巴”

（1）**正确的护理**：患者需要定期维护 PICC，对局部皮肤进行清洁消毒，对输液接头进行更换。

（2）**保持敷料清洁干燥**：避免让 PICC 暴露在潮湿脏污的环境中，洗澡时可以使用保鲜膜充分包裹保护，导管留置期间禁止泡浴，一旦发现敷贴潮湿松动及时更换。

（3）**保持输液接头连接紧密**：不可私自拧下接头，发现接头松动脱落及时就医处理。

（4）**注意观察感染症状**：如出现红肿、疼痛、发热等感染症状，应立即就医处理。

（5）遵循导管使用建议，到期拔除 PICC，避免增加导管留置风险。

总的来说，虽然留有“尾巴”的 PICC 存在感染风险，但通过正确的护理和遵循导管使用建议，可以有效降低感染的可能性。

13. PICC 穿刺点红肿是怎么回事？

PICC 穿刺点红肿常见于发生了并发症：静脉炎或导管相关性感染。

静脉炎常发生在置管后 1～7 天内，多与输注刺激性药物、反复多次穿刺、未按无菌原则使用管道或免疫力低下有关。表现为沿静脉走向出现疼痛、红斑、发热、肿胀、硬结，可触及静脉呈条索状，严重者穿刺点可挤出脓性分泌物。

导管相关性感染是指静脉导管留置期间，置管局部或全身发生潜在或有临床症状的感染，多与未按时规范进行导管维护、治疗间歇期疏于保护导管导致敷料潮湿松动、出现异常情况没有及时就医及使用导管期间没有严格消毒有关。导管相关局部感染常发生于穿刺点部位，穿刺点 2cm 内出现红肿、触痛、红斑或硬结，有时有脓性分泌物渗出，或穿刺点渗出液培养出微生物，可伴有其他感染征象和症状，伴有或不伴有血行感染（图 5-2）。

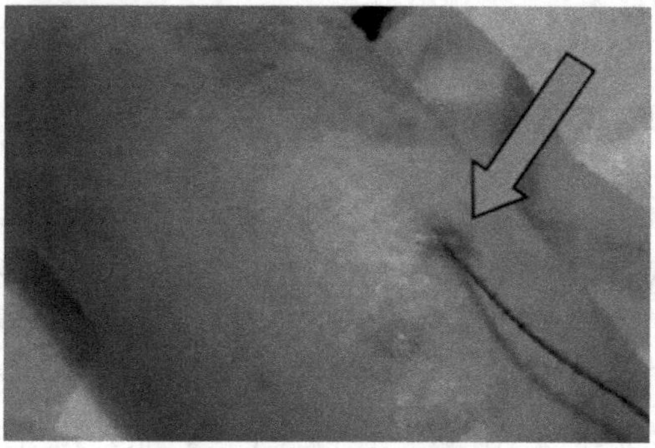

图 5-2　PICC 穿刺点红肿

彩图 5-2

当然，除此之外也有其他原因导致穿刺点红肿，如 PICC 穿刺后 24 小时出现的红肿，多为置管时周围组织损伤，可不用过于担心；如发生导管相关性血栓、药物外渗刺激皮肤也可能出现穿刺点红肿，一旦发现异常，请尽快到有条件的医院就诊。

14. 静脉导管冲管后出现寒战、发热是怎么回事？

如果患者寒战、发热症状出现在冲管后，与冲管有密切相关性，多考虑导管内有细菌定植，通过冲管进入全身血流而引发血流感染。这种情况的出现，与置管及维护时操作者没有执行无菌原则、带管期间患者没有按要求进行导管维护、静脉输液装置或其他给药装置被污染、患者自身其他部位的感染经血流定植在导管上、患者自身抵抗力差等因素有关（图 5-3）。

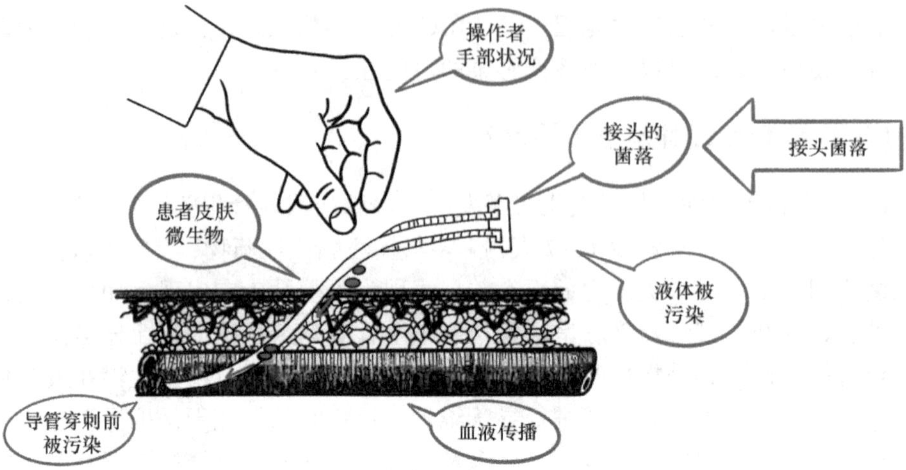

彩图 5-3

图 5-3　冲管后引发血流感染相关因素

一旦冲管后出现寒战、发热，应立即就诊，通过抽血进行微生物培养明确诊断，采取抗感染治疗。导管是否能继续保留取决于感染微生物的种类、抗感染治疗的效果等因素。

15. 如何预防静脉导管相关性感染？

静脉导管相关性感染是指静脉导管留置期间，置管局部或全身发生潜在或有临床症状的感染。局部感染可表现为穿刺处的红斑、硬结、疼痛甚至出现脓性分泌物等。静脉导管相关性血流感染为全身感染，可表现为畏寒、寒战、发热、低血压等症状，除导管外找不到其他感染源。静脉导管相关性感染一旦发生，不仅影响导管的使用，还带来安全风险，在带管期间，做好预防措施是关键。

（1）置管前认真听取医务人员讲述，了解置管注意事项并配合医务人员完成相关操作。

（2）置管后仔细阅读导管维护手册并了解自身带管情况，记录医院联系电话，遇到异常情况及时电话咨询。

（3）在治疗间歇期也就是出院后居家期间，要定期进行专业的导管维护，如出现异常，携带导管维护手册及时到有条件的医院就诊。

（4）带管期间自身或家属注意观察穿刺点皮肤有无渗血、渗液、发红，观察穿刺侧肢体有无肿胀、麻木等不适，保持输液接头连接紧密，保持穿刺点部位干燥、清洁，避免浸湿敷料，洗澡时可用保鲜膜缠绕包裹局部或使用 PICC 防水袖套，避免盆浴。

（5）带管期间增强机体免疫力，可进食高蛋白、高维生素饮食，避免到人群密集区以免感染，化疗后出现白细胞计数降低应遵医嘱予以升白细胞药物。

（6）避免超期使用导管，超期限后有增加感染的风险。

16. 发生静脉导管相关性感染怎么办？

发生静脉导管相关性感染，如果是留置针，应立即拔管。如果是MC、CVC、PICC、输液港，应根据感染情况、静脉治疗需求等情况决定处理策略。

（1）局部感染： 严格消毒，加强换药，如果有分泌物可进行微生物培养，局部短期使用抗生素药物。若局部感染严重，治疗效果不明显，引起血流感染的风险极高，应考虑拔除导管。

（2）血流感染

1）采集标本明确诊断：采集至少两套血标本进行微生物培养，一套来自外周血，另一套从导管采集，两套采集时间<5 分钟，做好标记做定量或半定量细菌和真菌培养。24 小时内再同法抽血两套送检。

2）使用全身抗生素治疗和抗生素封管，微生物培养结果出来后使用敏感抗生素。

3）对于预计留置时间≤14 天导管的患者，如果为单纯性血流感染，可尝试保留导管；对于需长期留置导管的患者，如果为凝固酶阴性葡萄球菌或肠球菌引起的单纯性血流感染，可尝试保留导管。

4）感染症状恶化，如出现严重的脓毒症、化脓性血栓性静脉炎、心内膜炎，或使用抗生素治疗 72 小时感染未控制，应立即拔除导管。

5）如果微生物培养为金黄色葡萄球菌、铜绿假单胞菌、真菌或分枝杆菌引起的感染应立即拔除。除此之外，对于预计留置时间≤14 天导管的患者，微生物培养为革兰氏阴性杆菌也应立即拔除。

6）导管拔除后，对导管尖端进行微生物培养，输液港还需对港座内容物进行微生物培养。

若患者居家期间怀疑发生静脉导管相关性感染，应携带导管维护手册到有资质医院就诊，配合医护人员完善相关检查，依据检查结果、感染情况等选择保留导管或拔除导管，切忌不及时就医或强行要求保留导管。

17. 置管后整条手臂出现肿胀、疼痛是怎么回事？

置管后出现手臂肿胀与导管相关性静脉血栓、血液回流障碍、输液过快、静脉炎、液体渗出等因素有关。

（1）导管相关性静脉血栓： 置管后在导管走行的血管内壁或在导管外壁形成血栓，使血管管腔狭窄，严重者甚至可致血管闭锁，外周血液不能正常回流，引起手臂肿胀。

（2）血液回流障碍： 置管侧手臂因活动受限，循环及回流受影响，易发生肢体肿胀。

（3）输液过快： 长时间大量过快输液不仅可能对心脏产生负担，也可因药液进入体内后，不能及时代谢、循环而导致肿胀的现象。

（4）**静脉炎**：属置管后常见的并发症，沿静脉走向出现疼痛感、红肿、发热、肿胀、硬结等。

（5）**液体渗出**：在输液过程中出现肿胀及急性烧灼样疼痛，渗出液体在注射部位聚集成硬结，严重者范围可波及单个肢体。

18. 什么是静脉导管相关性血栓？

静脉导管相关性血栓是静脉置管常见的并发症之一，属于静脉血栓栓塞症的一种特殊类型，病因与导管置入密切相关。由于置管时穿刺损伤或导管直接损伤血管内膜、导管留置后在血管内占据了一定空间引起血流缓慢、患者自身疾病原因导致血液呈高凝状态，使血液在导管走行的血管内壁或在导管壁不正常凝结，从而形成血栓，产生静脉血液回流受阻的系列表现。

19. 静脉导管相关性血栓有哪些表现？

静脉导管相关性血栓按临床表现可分为以下四类（图 5-4）：

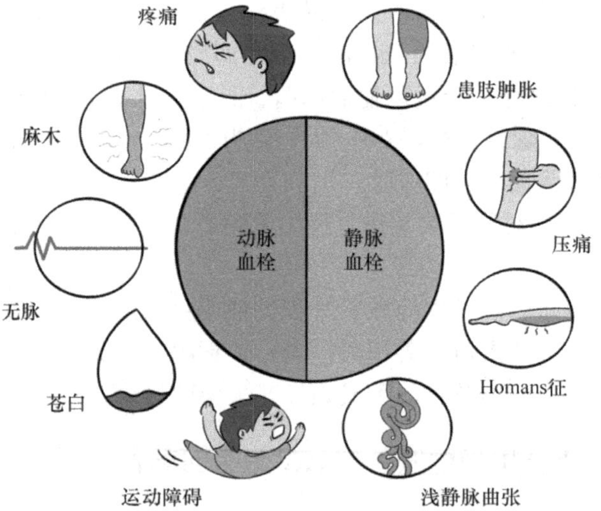

彩图 5-4

图 5-4　静脉导管相关性血栓表现

（1）**深静脉血栓**：主要表现为置管侧肢体、肩颈部、颜面部、胸部肿胀（臂围增粗≥3cm），伴或不伴受累部位疼痛、活动受限、皮温升高、皮肤颜色改变、浅表静脉怒张等，导管在使用时还可能出现穿刺点渗液、输液速度减慢、不能抽出回血或冲管有阻力等表现。

（2）**血栓性浅静脉炎**：导管走行出现皮肤红肿疼痛，可触及条索状硬结，伴或不伴皮温升高。

（3）**无症状血栓**：患者没有主观症状或客观体征，仅在影像学检查时发现。

（4）**血栓性导管失功**：纤维蛋白鞘、导管内血栓形成、导管尖端血栓形成导管堵塞。

发生静脉导管相关性血栓后，除症状和体征外，还可出现一些检查检验结果的异常，如血管多普勒超声检查可见血栓回声、静脉造影检查可明确血栓位置和形态、血液检验 D-二聚体升高。

20. 发生静脉导管相关性血栓，导管还能继续使用吗？

一旦确诊静脉导管相关性血栓，并不推荐常规拔除导管，可根据血栓的不同类型给予抗凝治疗、对症处理，对于无症状血栓可不予以特殊处理。肢体肿胀者，可抬高患处并注意保暖，促进血液回流，禁忌挤压、按摩局部或做剧烈运动，以免栓子脱落。

发生静脉导管相关性血栓后，如果患者治疗不再需要此导管，或者出现导管功能丧失、导管位置异常、合并导管相关性血流感染，应选择合适的时机拔除导管。

21. 如何预防导管相关性深静脉血栓形成？

血栓的形成有 3 个主要因素，包括血流瘀滞、血管损伤、血液高凝状态。血栓的预防可围绕这几个方面展开。

（1）置管前进行相应的检查评估，选择合适的置管时机、穿刺血管及合适类型的导管，在满足治疗需要的前提下，选择外径最小、管腔最少、创伤最小的导管。置管后及早进行导管尖端定位检查，位置不佳时及时予以调整。

（2）活动与锻炼：置管侧肢体在置管后宜早期进行活动和肢体锻炼，如握球运动（慢握快松、用力握球 5 秒后松开，30 次为一组，每天 2～3 组）、旋腕运动等，日常正常从事一般活动，以改善静脉血流速度（图 5-5）。

（3）补充足够的水分。

（4）肢体保护：避免置管侧肢体持续受压，如持续测量血压、枕着手臂睡觉等，衣服袖口不要过紧。避免置管侧上肢长时间下垂，可以抬高置管侧肢体。

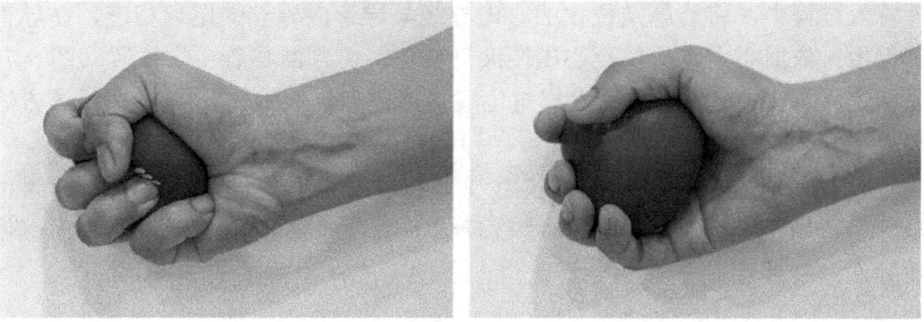

彩图 5-5
示意图 1

彩图 5-5
示意图 2

图 5-5　握球运动

（5）按时并且按规范流程对导管进行维护。

22. 中心血管通路装置置入后为什么要拍摄胸部 X 线片？

中心血管通路装置导管尖端并不是位于血管内任何位置都可以，而是有严格的标准。目前国际公认的导管尖端最理想的位置是上腔静脉的中下 1/3 段或上腔静脉与右心房交界处（腔房交界处），下腔静脉膈肌以上部位，不能进入右心房或右心室内。导管尖端位置过深或过浅，可能会导致心律失常、导管移位、深静脉血栓等并发症。

中心血管通路装置置入后拍摄胸部 X 线片是确定导管尖端位置最主要的方式，也是目前国际公认的“金标准”，一般通过骨性标记来判断导管尖端位置是否正确，通常的定位标记有胸椎体、前肋、气管隆嵴或气管支气管角。胸部 X 线检查简便、经济、直观，有助于及时发现不正确的导管尖端位置，尽早调整（图 5-6）。

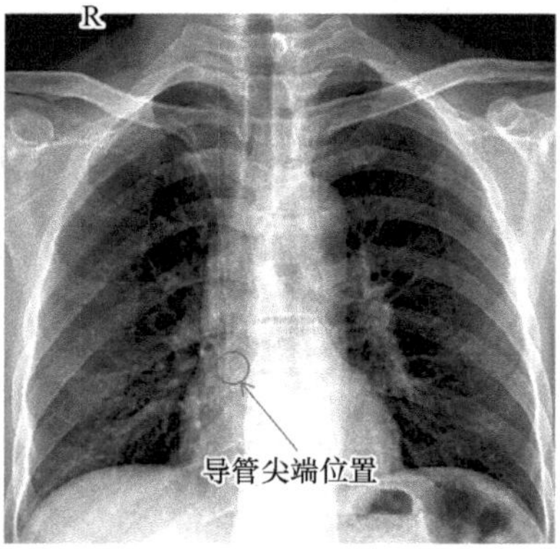

彩图 5-6

图 5-6　胸部 X 线片确定导管尖端位置

23. 中心血管通路装置置入时使用心电图定位准确吗？

心电图定位是中心血管通路装置导管尖端定位的一种方法，在中心血管通路装置置入过程中，将心电定位仪的心电导线与导管内导丝的尾端相连，在导管送入过程中，依据心电定位仪上心电图波形变化，可判断导管尖端位置（图 5-7）。研究证实，该方法可以将导管尖端定位成功率提高到 87%～100%，所以该方法是准确的。

置管时使用心电图定位可以实时观察心电图波形变化，及时判断和纠正异位导管，可用于无条件行胸部 X 线检查或不适合做胸部 X 线检查的人群。使中心血管通路装置穿刺置入和导管定位一次性完成，该方法成本低、简单、方便、安全。

当然，该方法也有禁忌证，心率存在异常者，存在心电图 P 波异常者（如存在心脏起搏器、心房颤动、心动过速等）都不宜使用，同时，该方法对于置管护士心电图专业水平也有一定要求。

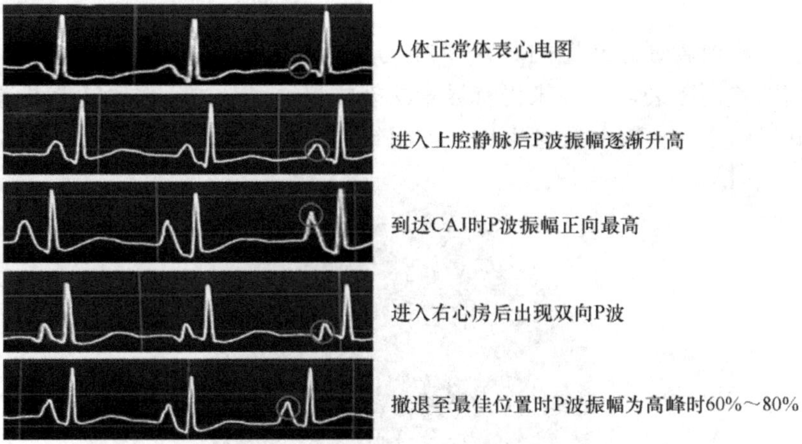

图 5-7 导管不同位置时的心电图波形变化

彩图 5-7

24. PICC 或上臂输液港植入过程中，颈部出现异物感正常吗？

PICC 置管和上臂输液港植入，穿刺点均在上臂，导管尖端既定的终点在上腔静脉下 1/3 或腔房交界处，导管走行不经过颈部，置管过程中一般没有明显感觉，如颈部出现异物感，可能是导管在走行过程中“跑偏”，未走向既定终点，而是“误入歧途”，进入颈内静脉。

为防止导管“跑偏”，置管时患者可进行一定的配合，如在导管送入到肩部位置时，配合护士将头偏向置管侧，并以下巴抵住肩部，此动作有助于将“歧途”阻断，减少导管进入颈内静脉的机会；一旦在置管过程中，颈部出现异物感，及时告知护士，便于重新调整导管走行。

25. 中心血管通路装置置入体内会刺激到心脏吗？

中心血管通路装置导管尖端的理想位置为上腔静脉的中下 1/3 段或腔房交界处，从下肢植入的中心血管通路装置，其导管尖端则应位于下腔静脉膈肌以上部位，不能进入右心房或右心室内。肢体运动、体位变化、呼吸等都会影响到导管尖端位置，甚至会使导管尖端发生移位。

导管尖端在正常位置内一般不会对心脏产生影响，如导管尖端进入右心房或右心室，可以诱发心律失常，常见的有窦性心动过速、频发多源性室性期前收缩、多联律房性期前收缩、阵发性室性心动过速。可表现为胸闷、气促，活动后明显，伴有心悸、大汗淋漓、端坐呼吸、心率加快。

置管后行胸部 X 线检查，可发现导管尖端位置异常，便于及时调整。带管期间，应密切观察导管外露长度是否发生变化，心脏出现不适及时就诊。

26. 中心血管通路装置留置时间长了导管会断裂吗？

目前中心血管通路装置的导管多为硅胶或聚氨酯材质，柔韧性非常好，极少因长时间留置而断裂。但临床仍有导管断裂的报道，是中心血管通路装置置入后的严重并发症之一，多与置管操作、使用维护或患者自身因素有关（图 5-8）。

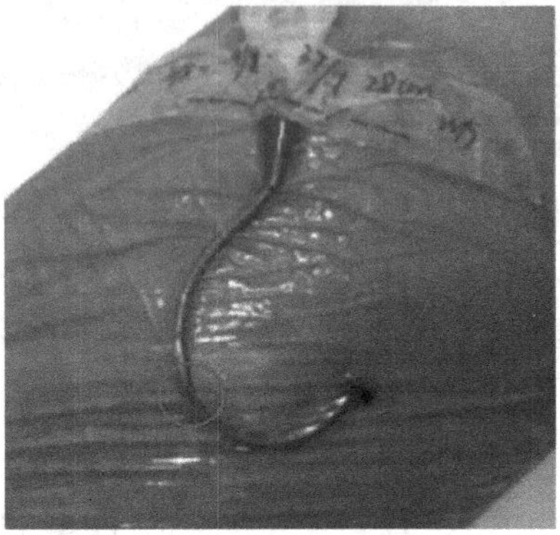

彩图 5-8

图 5-8　导管破损、断裂

（1）**置管操作不当**：操作中不小心使用锐器损伤导管；导管修剪不平整导致导管与连接器连接不紧，带管过程中出现导管脱落。

（2）**维护不当**：冲管时有阻力仍然暴力冲管；对非耐高压导管进行加压注射；使用钳子等锐器清除导管上的胶痂；导管外露部分摆放成直角或锐角使导管长时间打折；拔除导管时，遇拔管困难仍暴力拔管。

（3）**患者自身因素**：儿童因好奇剪断或剪破导管；神志不清者自己将导管扯断；带管过程中锐器意外损伤导管；此外，还可因夹闭综合征长期反复磨损导管而导致断裂。

27. 中心血管通路装置断裂了怎么办？

中心血管通路装置断裂分为体内导管断裂和体外导管断裂两种情况，体外导管断裂一般可及时发现，体内导管断裂无法直观发现，可表现为如心悸、心律不齐、呼吸困难、咳嗽或胸部疼痛等症状，不能用原发病或并发症解释。一旦发现或怀疑导管断裂，应做紧急处理。

（1）体内导管断裂

1）取头高足低位，限制活动，如发生肺栓塞，应立即抢救。

2）行胸部 X 线检查确认导管断裂位置。

3）导管取出方法：静脉切开取出、介入下取出、开胸手术取出。

（2）体外导管断裂

1）立即夹住导管残端开口，防止空气进入，置管侧肢体制动，以免导管残端缩入血管，同时注意保护导管及穿刺部位避免污染。居家患者应立即就医，由医务人员评估导管是否能够继续留置，如能留置，重新修剪导管，并再次行胸部 X 线检查导管尖端位置，不能留置者则予以拔管处理（图 5-9）。

2）导管体外断裂，如果残端缩入血管内，立即停止活动，在置管侧肢体的腋下扎止血带，松紧适宜，以能阻断静脉回流，同时不影响动脉供血为宜，并随时检查桡动脉搏动（手腕动脉搏动处），居家患者应立即就医，医生根据情况采取合适的方式取出导管。

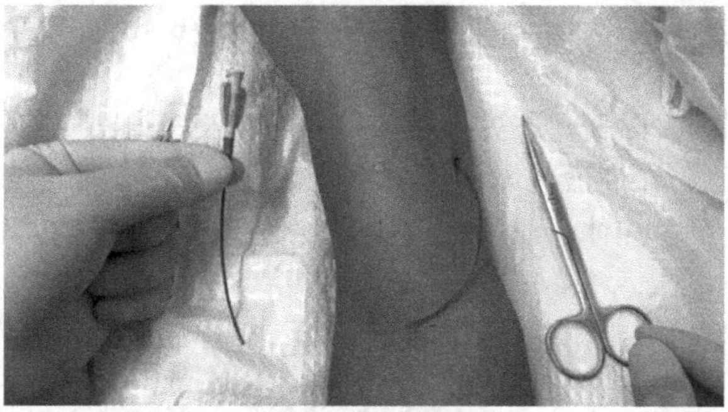

图 5-9　修剪导管

彩图 5-9

28. 中心血管通路装置尖端在体内会“漂移”吗？

通过上肢的静脉、颈静脉或锁骨下静脉穿刺置入的中心血管通路装置，通常将导管尖端放置在上腔静脉的下 1/3 段或腔房交界处；而通过下肢的静脉穿刺置入的中心血管通路装置，通常将导管尖端送入横膈膜上方的下腔静脉段。导管在留置期间，多种因素会影响尖端位置，使其发生“漂移”。

肢体的运动、体位的变化、呼吸等可引起导管尖端位置的改变。当上肢外展 90°时，大多数导管尖端平均向上移动 21mm，且右侧上肢置管移动幅度更大，少数向下移动。儿童置管侧肢体移动会引起 PICC 导管尖端平均移动 2.2 个肋间距，最大可达 3.5 个肋间距。弯曲和内收肘部可使导管尖端向上腔静脉心房端进入得更深，即使无剧烈运动、无负重，只是大角度的肘关节或肩关节移动也会导致导管尖端位置的大幅移位。

此外，导管置入时尖端到达位置过浅，或带管过程中患者出现剧烈咳嗽、呕吐、充血性心力衰竭、胸腔内肿瘤压迫等，均可使导管尖端发生“漂移”。

29. 中心血管通路装置尖端发生“漂移”怎么办？

中心血管通路装置尖端“漂移”，可影响导管的正常功能，并引发其他并发症。例如，患者可出现肩膀、胸背部不适，有刺痛感或出现心慌症状；导管出现顽固性回血，冲管困难或不能冲管，输液速度减慢等。一旦发现常见导管尖端“漂移”，应根据导管尖端位置、患者后续治疗需要及病情尽早采取措施。

（1）进行胸部 X 线检查，确定导管尖端位置，判断是否能继续留置。可继续留置使用的，进行导管尖端的调整或复位；不能继续留置使用的，应拔除导管。

（2）复位方法包括自动复位、体外手法复位或数字减影引导下通过介入手段复位等。在对导管进行复位时，应严格遵从无菌技术操作原则，严禁将已与皮肤接触过的外露部分导管重新送入体内。

（3）采用各种方法不能复位或复位后反复发生“漂移”的，建议拔除导管。

30. PICC 穿刺点有淡黄色液体渗出是怎么回事？

PICC 留置期间会存在一些并发症，穿刺点渗液就是其中的一种。渗出液可为无色透明、淡黄色、血性液或脓性液。淋巴管渗出液多为白色或淡黄色液体，故 PICC 穿刺点有淡黄色液体渗出很大可能是发生了淋巴漏（图 5-10）。淋巴漏的原因如下：

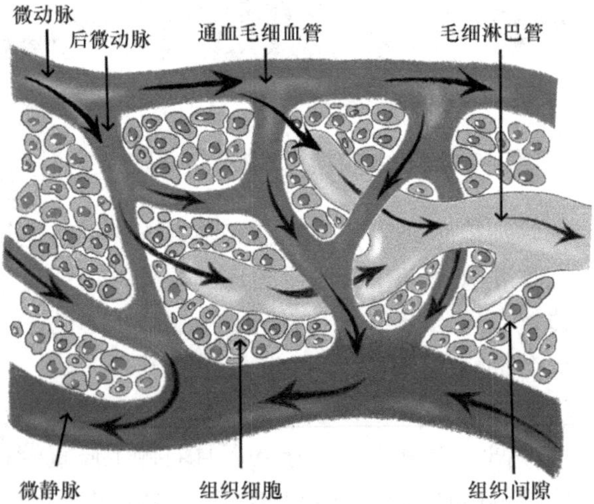

彩图 5-10

图 5-10　淋巴漏

（1）上肢浅淋巴管较多且位于皮下，常与浅静脉伴行，PICC 穿刺多选用上肢，穿刺过程中淋巴管易受损伤，导致淋巴漏。

（2）各种原因引起的营养不良或低蛋白血症，消瘦导致的皮肤松弛，易导致置管后出现淋巴漏。

（3）置管操作时，穿刺点扩皮切口过大或二次扩皮易导致淋巴漏。

（4）置管侧肢体活动过多可能损伤血管、淋巴管及周围组织，易发生淋巴漏。输液管路受牵扯也可使穿刺处切口、导管与周围组织间隙过大，渗液从穿刺处漏出。

（5）纤维蛋白鞘形成。

（6）导管劈裂或对导管过敏。

31. PICC 穿刺点有淡黄色液体渗出该怎么处理？

PICC 穿刺点有淡黄色液体渗出，多考虑为淋巴漏，可给予以下处理。

（1）观察渗液的颜色、性质、量，检查导管是否完好，观察穿刺点有无红、肿、热、痛等继发感染情况并做相应处理。

（2）穿刺点处予纱布或弹力绷带加压包扎，压闭阻断淋巴管端，缩短渗液持续漏出时间，包扎不可过紧或过松。

（3）及时进行导管维护，严格执行规范化换药程序，依据个人情况选择合适的敷料，如美皮康泡沫敷料和藻酸盐医用敷料均有减少渗液、促进伤口愈合的优点。

（4）抬高置管侧手臂，促进淋巴液回流，避免置管侧手臂过度活动及频繁屈伸，避免抓握活动，减少淋巴液进一步渗出。

（5）如患者消瘦、营养不良，应适当增加蛋白质的摄入，增强抵抗力，改善营养状况。

32. 居家期间 PICC 脱出怎么办？

PICC 脱出分为 3 个程度：轻度脱出，导管脱出体外＜5cm，其尖端仍在上腔静脉内；中度脱出，导管脱出体外 5～10cm，其尖端位于锁骨下静脉；重度脱出，导管脱出体外 11～20cm，其尖端位于外周静脉内或者导管完全脱出体外。居家期间发现 PICC 脱出，按以下措施进行处理：

（1）导管部分脱出

1）应减少置管侧手臂活动，使用清洁的敷料或医用胶布进行初步固定，防止导管进一步脱出，脱出的导管不得塞回血管内，以免发生感染。携带导管维护手册立即到医院就诊。

2）拍摄 X 线片，检查导管尖端位置。

3）根据导管尖端情况判断是否继续保留导管，如果导管部分脱出但在有效范围内，可以继续使用或修剪为中长导管使用，如果不宜保留则应立即拔除导管。

（2）导管完全脱出：就诊时应携带导管，由医务人员检查导管是否完整，有无部分在体内断裂，再进行穿刺部位的消毒处理。

33. 如何预防 PICC 脱出？

（1）置管时选择在肘关节以上穿刺置入，肘关节部位置管容易使导管因肘关节的活动而脱出。

（2）妥善固定导管，按时、规范进行导管维护。

（3）避免置管侧肢体大幅度地伸展动作及频繁活动，如打球、游泳、提重物、拖地、做肩关节的旋转运动等。

（4）穿舒适宽松的衣服，穿衣时先穿置管侧肢体，脱衣时先脱无导管侧肢体。洗澡避免水汽进入敷料引起敷料潮湿松动；如出现敷料卷边、松动、潮湿等情况，应及时到正规医院维护。

（5）儿童、意识障碍者家属要做好看护，必要时进行约束，避免导管脱出。

34. 静脉导管输液速度越来越慢是怎么回事？

静脉导管输液的原理是利用大气压和液体静压，将液体通过静脉导管输入人体静脉内。如果输液速度减慢，常见于以下情况。

（1）**导管堵塞**：分为机械性堵塞、非血栓性堵塞和血栓性堵塞 3 种。机械性堵塞的主要原因是导管压迫或打折；非血栓性堵塞多由药物沉淀造成，比如输注高浓度药物时，流速低，药物易沉积、附着在导管腔引起导管堵塞；血栓性堵塞是由于血块阻塞导管引起。

（2）**输液压力**：当输液瓶位置较低、输液管道过长、迂回，排气孔堵塞时，会导致输液压力减小，从而使输液速度变慢。

（3）**输液液体性质改变**：输液液体的性质随时间而变化，如药物浓度降低、药物产生结晶等，这些因素也会影响输液速度。

（4）**针头位置**：如果针头位置发生偏移，从血管内移出，或者针头斜面紧贴血管壁，会导致输液速度变慢。

（5）**患者体位**：患者的体位改变，如手臂下垂或弯曲会影响血液回流，导致输液速度改变。

（6）**病情变化**：患者病情的变化，如休克、低血压等，会导致血管收缩或血液循环减慢，从而影响输液速度。

静脉导管输液速度变慢是由多种原因导致的，需要注意的是，输液速度过快或过慢都会对患者的治疗产生影响，因此，当患者发现输液速度发生变化时，应及时报告护士进行处理，尽量不要自行调节输液速度。

35. 如何预防静脉导管堵塞？

预防静脉导管堵塞是临床护理中的重要环节，护理人员会通过选择合适的导管、定期正确冲封管等措施预防导管堵塞。与此同时，患者也应加强对导管的自我管理能力，预防导管堵塞的发生。

（1）**保持导管通畅**：患者在输液期间应尽量保持手臂或身体的稳定，避免过度活动而拉扯、弯折导管。

（2）避免回血：当血液回流至导管，在导管内流动性减慢易凝固，可造成导管血栓性堵塞。因此，应避免各种容易引起回血的活动，如尽量避免置管侧肢体单手支撑或置管侧侧卧位；输液期间下床上厕所或进行其他活动时，应用输液杆抬高输液瓶，置管侧肢体自然下垂，保持输液瓶与穿刺点之间的高度差，避免因压力差过小导致回血。

（3）加强观察：在输液过程中，患者需注意观察输液速度是否正常，如发现速度变慢或停止，应及时告知医务人员，采取更换导管、冲洗导管等措施，防止导管堵塞进一步严重。

（4）按医嘱拔管：根据使用情况和有效期及时拔除导管，避免长期留置导致导管堵塞。

36. 静脉导管堵塞怎么办？

在处理静脉导管堵塞时，需要综合考虑多种因素，包括堵塞的原因、症状的严重程度以及患者的整体健康状况，不同类型的堵塞需要采取不同的处理策略。

（1）原因排查：当导管输液不畅时，护士首先会检查输液器、接头、排气管等是否正常，再排查是否为导管因素。留置针可通过反折导管后立即放松，观察是否有回血来判断导管是否在静脉内；中长导管或中心静脉导管可通过回抽血液是否顺畅来判断。如怀疑导管在体内扭结、移位或形成血栓等，可通过胸部X线、血管超声或血管造影等检查进行排查。

（2）溶栓治疗：因药物或血液等原因引起的堵管，可根据堵塞物选择适当的溶栓剂进行溶栓治疗，如尿激酶、阿替普酶等可以溶解血栓，恢复导管通畅。

（3）更换导管：如果溶栓无效，或者检查发现导管扭结或移位，一般需要拔管后重新置管。

（4）预防再堵塞：堵塞问题解决后，患者需配合医务人员采取预防措施，避免再次发生堵塞，包括正确的导管护理、定期冲洗等。

37. 什么是导管相关性皮肤损伤？

导管相关性皮肤损伤是指在敷料下方的穿刺点周围出现渗液、红斑或其他皮肤异常的表现，包括但不限于水疱、浸渍或皮肤撕裂，且在移除敷料后持续30 分钟或更长时间，是带管期间常见的并发症，尤其在长期留置导管的患者中更为突出（图 5-11）。它不仅给患者带来身体上的痛苦，还可能影响治疗效果和康复进程。严重的皮肤损伤可能会增加感染的风险，影响导管的使用寿命，甚至导致导管拔除。

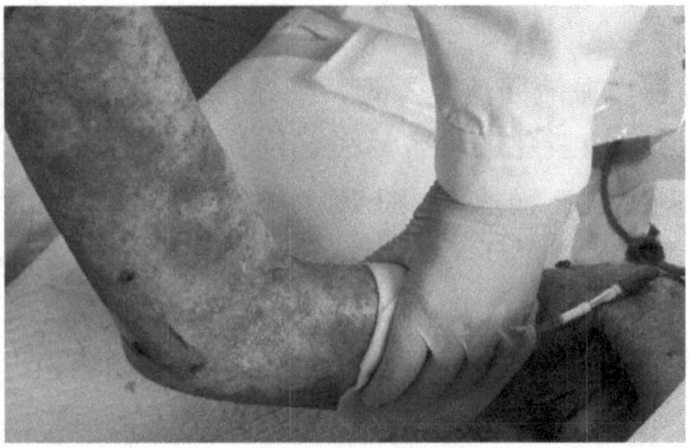

彩图 5-11

图 5-11　导管相关性皮肤损伤

导管相关性皮肤损伤的发生常见于以下原因。

（1）**患者因素**：如高龄、皮肤敏感、营养不良、免疫功能低下、肥胖等。

（2）**消毒液**：部分患者可能对消毒液如酒精等过敏，此外，未干的消毒液可增加皮肤损伤的风险。

（3）**敷料类型**：敷料因透气性、吸水性、自黏性等因素会引起皮肤损害，聚氨酯材质发生率最高，水胶体、专利薄膜次之。

（4）**导管材质**：质地柔软、组织相容性好的硅胶材质导管，对局部皮肤及血管间的摩擦小、损伤少，而聚氨酯材质导管对人体刺激性更强，致敏效果更明显。

（5）**敷贴使用技术**：去除敷贴时，快速垂直拉动比缓慢拉动更易损伤皮肤，0°或 180°顺毛发生长方向撕除对皮肤损伤较小。敷贴使用时长增加、温度升高，会导致皮肤与胶布间的黏性增强，增加皮肤损伤发生的风险，损伤程度也更严重。

38. 出现导管相关性皮肤损伤怎么办？

导管相关性皮肤损伤是一种常见的并发症，会影响到导管的正常使用和治疗效果，增加治疗和护理费用。因此，患者及家属了解正确的处理措施十分重要。

（1）**评估损伤**：评估皮肤损伤的程度和范围，包括观察损伤部位的状态、颜色、有无渗液等。

（2）**清洁皮肤**：医务人员会使用温和的无菌溶液轻柔地清洁损伤周围的皮肤，去除污垢和分泌物，避免过度摩擦。

（3）**保护皮肤**：使用适当的皮肤保护剂，如凡士林、皮肤保护膜等，可减少导管与皮肤之间的摩擦。

（4）**敷料选择**：根据患者实际情况选择合适的敷料覆盖。使用敷料前，应确保消毒液充分干燥。

（5）**抗感染治疗**：若怀疑穿刺点感染，需对该部位进行病原体培养，局部使用抗菌药物或抗菌敷料；如果经局部治疗没有缓解或伴有脓性分泌物，应开始全身抗生素治疗；必要时可能需要移除导管。

（6）对症处理：使用止痒剂或镇痛剂，局部冷敷。

39. 静脉穿刺会损伤神经吗？

静脉穿刺是一项由专业医护人员执行的医疗程序，在穿刺时，医护人员通常会选择距离神经较远的穿刺点，并确保穿刺角度适当，一般情况下不会损伤神经，但在某些特殊情况下，可能存在神经损伤的风险。

（1）特殊穿刺部位：因患者血管条件限制等因素，导致不得不在一些特殊部位或血管穿刺，如靠近关节部位或关节凹陷处等，神经损伤的风险会增大。

（2）异常解剖结构：患者存在异常的解剖结构，如神经的非典型位置或走行，会增加神经受损的风险。

静脉穿刺引起神经损伤是相对罕见的并发症，患者在接受静脉穿刺过程中，如感到持续或加重的疼痛、麻木、刺痛等神经相关症状，应立即告知医护人员。医护人员将进行评估，必要时进行神经学检查或图像学检查，以确定是否存在神经损伤。如确定神经损伤已发生，及时使用营养神经药物或物理疗法治疗，一般也可有效缓解症状。

40. 上臂输液港植入后手臂可以正常活动吗？

上臂输液港植入后，患者的手臂应尽快恢复正常活动。手臂活动不仅有助于维持关节的灵活性，还有助于防止肌肉萎缩、关节僵硬和静脉血栓形成等问题，但该过程需要根据个体情况和术后康复计划来进行。

（1）术后初期：术后 24 小时内禁止剧烈活动，术侧上肢可稍抬高，以缓解肢体肿胀疼痛感。术后第 1 天患者进行轻微手指运动，术后第 2 天进行握拳或握球运动。

（2）术后 1 周至切口愈合：可逐渐过渡到主动活动，包括基本的手臂摆动、屈曲和伸展运动。根据康复计划，逐步增加活动的强度和范围。

（3）携港期间：植港侧肢体应避免过度活动或受到重力撞击，避免引体向上、举哑铃、打羽毛球等剧烈运动，以保护植入部位，并减少并发症的发生风险。

41. 输液港的港座部位有胀痛、发凉等不适感是什么原因？

输液港植入术后，港座部位出现胀痛、发凉等不适感涉及多种生理和机械因素，这些症状的出现可能是正常愈合过程的一部分，也有可能是发生并发症的信号，多见于以下原因：

（1）正常炎症反应：输液港植入手术会导致周围组织的正常炎症反应，使植入部位局部组织充血、肿胀和疼痛。

（2）手术创面愈合：创面愈合过程会有新生组织形成和血液供应的调整，从而出现局部发凉感及轻微的刺痛或胀痛。

（3）神经刺激：手术刺激神经末梢，引起胀痛或发凉感。

（4）血管反应：手术过程会引起局部血管扩张或痉挛，从而影响血流，导致发凉感。

（5）输液港港座位置不当：如果输液港港座的位置不合适，会对周围组织造成压迫或刺激，引起胀痛和不适。

（6）其他因素：个体差异、过敏反应、无损伤针脱出等也会导致输液港植港部位的不适。

42. 输液港植入后囊袋出血怎么办？

输液港植入术为需要长期输液的患者提供了便捷和舒适，囊袋出血是术后早期并发症之一，出血可能由多种原因引起，包括手术过程中的血管损伤、血凝块形成、感染等，一旦发生，不必过度惊慌，通过及时处理可以控制出血。

（1）立即报告医生，保持冷静，告知医生囊袋出血的情况，以便根据具体情况进行评估和处理。

（2）按压止血：在医护人员到达之前，患者可以尝试用干净的纱布或无菌敷料轻轻地按压出血部位，有助于减缓或停止出血，但请注意不要过度用力，以免引起更大的创伤。

（3）避免剧烈运动：在出血情况下，患者应避免囊袋部位的剧烈运动或受力，以减少血流量和防止进一步损伤，保持相对静止有助于减轻囊袋区域的压力。

（4）冷敷：可帮助收缩血管，减缓出血，并有助于减轻肿胀，冷敷应适度，避免在植入区域停留过长。

（5）观察症状：注意观察出血的情况，包括出血量、颜色、是否持续等。同时，留意是否有其他异常症状，如疼痛、肿胀等。

（6）遵循医嘱：医护人员会根据情况决定是否需要进行进一步的检查，如超声检查或其他影像学检查，以更全面地评估囊袋出血的原因和程度。医护人员会根据出血原因给予局部加压包扎、应用止血药物、重开囊袋结扎小血管或其他处理措施。

（7）按时复查：囊袋出血后通常需要定期的术后随访，以监测囊袋的愈合状况和是否有出现再次出血的迹象。

43. 如何预防输液港切口开裂？

静脉输液港手术切口较小，手术后切口开裂的发生率低，文献报道上臂港的切口开裂发生率约为 0.9%，胸壁港发生率约为 4.2%。其原因可分为机械性和功能性两种。前者与缝合方法、港座对切口的摩擦、术后过早进行上肢拉伸动作有关；后者与患者伴随疾病相关，如肿瘤患者免疫功能低下、营养不良、药物干扰切口愈合，手术区域皮肤接受过放射治疗或乳房切除，并接受锁骨下淋巴结清扫手术者，局部皮瓣薄、血供差等因素影响到切口的愈合，也会导致切口开裂。切口开裂会影响输液港的使用，增加医疗成本，因此应采取措施预防为先。

（1）**保持切口清洁**：保持输液港切口的清洁是预防切口开裂的首要步骤。患者应遵医嘱定期清洁消毒切口区域，避免感染。

（2）**正确的切口护理**：医护人员需要在术后为患者提供正确的切口护理指导，包括正确更换敷料、避免用手直接接触切口、不要使用刺激性的消毒剂等。

（3）**避免局部受压**：在切口完全愈合前，避免局部受到过度摩擦、挤压或拉扯。

（4）**避免潮湿环境**：潮湿的环境可能导致切口周围皮肤软化，增加切口开裂的风险。患者应保持切口区域干燥，避免浸泡在水中，特别是游泳或泡浴。

（5）**注意穿衣**：穿着宽松、舒适的衣物，避免过紧的衣物摩擦切口。

（6）**合理的饮食**：营养良好对于切口的愈合至关重要。患者应保持充足的水分摄入，同时摄取足够的蛋白质和维生素，以满足切口愈合所需的营养需求。

（7）**定期随访**：是预防切口问题的重要环节。医务人员会对患者进行定期检查，评估切口的愈合情况，并提供必要的指导和建议。

44. 输液港留置期间港座暴露是怎么回事？

输液港港座暴露是输液港术后并发症之一，其发生率低，为0.55%～2%，但仍值得重视。输液港囊袋皮肤张力过高或囊袋感染，以及各种原因导致的切口愈合不良是输液港港座暴露的主要原因。一旦发现输液港港座暴露，应立即采取以下措施：

（1）立即报告医护人员，对港座暴露的原因进行评估。

（2）发生输液港港座暴露时应停止使用输液港，给予清创、二次缝合、更换部位重新放置港座等挽救性处理，待伤口完全愈合后方可再次使用，无法挽救者需取出输液港。

（3）港座一旦暴露，导管系统与体外相通，便会增加导管相关感染的风险。如有必要，可按医嘱使用抗生素。

输液港港座暴露将影响患者的输液治疗并带来一定的健康风险，应加强预防：在输液港植入后，需待切口完全愈合才可以淋浴，淋浴时切勿用力擦洗囊袋周围皮肤组织；穿脱衣服时避免衣服对囊袋皮肤的摩擦；避免颈部、胸部和上肢的剧烈运动等。

45. 输液港的港座在皮下会翻转吗？

输液港包括港座和导管两部分。在植入过程中，医生会将港座放置在皮下的特定位置，并使用缝线或其他方法将其固定，以确保港座在皮下保持稳定。港座翻转属较少见的并发症，其发生率为 0.15%～0.5%，港座翻转易发生于术后 1～2 周，此时港座周围纤维包膜尚未形成，使得港座易移动并翻转。港座发生皮下翻转常见于以下情况。

（1）囊袋过大，港座有足够的翻转空间。

（2）港座固定不充分：在植入输液港时，如果港座位置放置不当或固定不牢固，可能导致港座翻转或移位。

（3）皮下组织疏松、大幅度体重减轻。

（4）剧烈运动或外力作用：剧烈的运动、撞击或外部压力可能对港座产生影响，导致其位置发生变化。

（5）个体差异：某些患者的身体结构或生理特点可能会影响港座的稳定性，如老年患者皮肤组织松弛，容易固定不良。

46. 输液港的港座在皮下翻转了怎么办？

输液港港座在皮下翻转后一般无明显临床症状，通常在使用或维护时发现，一旦发现或怀疑港座翻转，应及时予以处理。

（1）立即停止输液，避免进一步刺激和损伤。

（2）通知医生，医护人员将进行详细的评估，并采取相应的处理措施。

（3）影像学评估：医护人员会进行 X 线或超声等影像学检查，以确定港座的具体状况，包括翻转的程度和是否伴随其他问题。

（4）复位

1）手法复位：即一手抵住港体一侧侧翼，一手翻动另一侧侧翼，使其翻转 180°或者囊袋内注射生理盐水后再进行手法复位，以减轻港座和囊袋间摩擦力。

2）手术切开复位：如果手法复位不成功或港座受损严重，则需要进行手术修复或更换输液港。

（5）定期随访：患者需要进行定期的随访，以监测输液港的状态，并确保港座的稳定性。

六、输　血　篇

1. 血液分为几种血型？

人类血液由血浆及各种血细胞组成，血细胞包含白细胞、红细胞及血小板三大类型，红细胞膜表面有一种叫作“抗原”的特异性物质，由它决定人的血型。截至 2023 年 7 月，国际输血协会公布的人类红细胞血型系统达 45 个，血型系统中最重要的是 ABO 系统和 Rh 系统。

在 ABO 血型系统中，如果红细胞膜上存在 A 抗原，则为 A 型血；红细胞膜上存在 B 抗原，则为 B 型血；如果红细胞膜上既有 A 抗原又有 B 抗原，则为 AB 型血；如果红细胞膜上既没有 A 抗原又没有 B 抗原，则为 O 型血（图 6-1）。

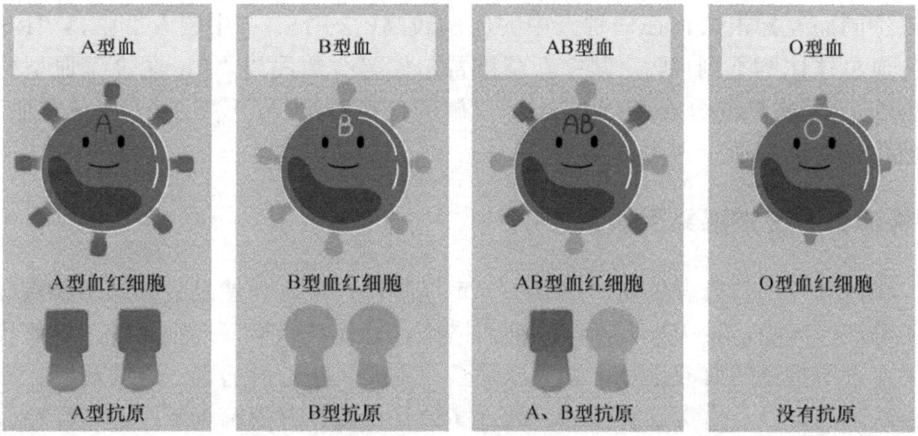

图 6-1　ABO 血型

彩图 6-1

Rh 血型系统是仅次于 ABO 血型系统的第二大血型系统，Rh 是恒河猴外文名称的首字母缩写，兰德斯坦纳等科学家在 1940 年做动物实验时，发现恒河猴和多数人体内的红细胞膜上均存在 Rh 血型的抗原物质，故而命名。Rh 血型系统包括 D、C、E、c、e 5 种抗原，其中 D 抗原的抗原性最强，因此通常将红细胞膜上含有 D 抗原的称为“Rh 阳性”血型；而红细胞上缺乏 D 抗原的则称为“Rh 阴性”血型。

2. 为什么 O 型血称为“万能血”？

红细胞膜上的抗原是血液分型的“标签”，而血浆中先天存在着与抗原相对应的另一种物质，叫作“抗体”。A 型血的血浆中为“抗 B”抗体；B 型血的血浆中为“抗 A”抗体；AB 型血的血浆中既没有“抗 A”抗体也没有“抗 B”抗体；O 型血的血浆中既有“抗 A”抗体也有“抗 B”抗体。抗体能识别红细胞膜上的相应抗原，并与之结合形成抗原抗体复合物，对红细胞进行攻击以达到自我保护的目的，我们称为“免疫反应”。例如，“抗 A”抗体会和 A 抗原结合，攻击携带 A 抗原的红细胞，继而发生“溶血反应”。

O 型血用于输血时，因红细胞膜不携带 A、B 抗原，不论是何种血型的受血者，其血浆中的抗体都不会对 O 型血产生攻击，因此在没有同型血输注的情况下，O 型血可以用于紧急输血，输注给 ABO 任意血型的受血者，因此被称为“万能血”。同理，由于 AB 型受血者血浆里不含有具有攻击性的“抗 A”抗体和“抗 B”抗体，紧急情况下可以接受 ABO 任意血型的血液输注，因而被称为“万能受血者”。

3. 什么血是“熊猫血”？

“熊猫血”一般是指 Rh 阴性血，因其在中国像熊猫一样稀有而获称。Rh 血型系统包括“Rh 阳性”血、“Rh 阴性”血。“Rh 阴性”血在人群的分布因种族不同而差异很大，在白种人中的比例较高，约 15%；中国人群中，“Rh 阴性”血总体比例不到 1%，其中新疆维吾尔族等少数民族“Rh 阴性”血型分布率为 5%，蒙古族的分布率接近 1%，汉族的分布率极少，仅 0.3%，属稀有血型，故被称为“熊猫血”。

4. 输血会不会被感染疾病？

输血既能挽救患者生命，也存在一定风险，风险之一便是经输血感染疾病。为防范这一风险，我国采取了一系列的措施。首先是严格筛选供血者，目前我国对供血者所捐献的血液进行了感染原筛查，主要包括乙肝病毒、丙肝病毒、人类免疫缺陷病毒以及梅毒螺旋体等，通过高效且持续完善的筛查手段已将经输血传播疾病的风险降到了极低水平。此外，还从血液的采集、制备、运输到输注进行了全流程的严格管理，包括加强采血和血液制品制备的无菌操作技术、对血液制品进行病毒灭活、加强消毒制度和工作人员的自身防护等措施，以最大程度降低输血感染疾病的风险。然而，限于现有的检测水平，对于某些未知的感染性疾病以及处于感染窗口期（近期感染、体内尚未产生可被检测标志物）的疾病尚无法进行有效检测。

鉴于输血并非“万无一失”，在临床上，医务人员会严格掌握输血的指征，充分评估，非必要，不输血。

5. 什么情况下需要输血？

血液中的各种成分都承担着重要功能，白细胞是人体健康的“卫兵”，抵御外来物质的侵犯；红细胞是人体的“快递员”，负责营养物质、氧气和二氧化碳的运输；血小板则是人体的“止血卫士”，负责堵住损伤的血管，达到止血的目的；血浆中有大量的电解质、凝血因子、蛋白质等，分别承担了营养、止血、调节免疫等复杂的生理功能。血液通过遍布全身的心血管系统流经各个组织器官，以保证各个组织器官的正常运转。

当人体因为疾病、创伤或者不良外界环境刺激等原因，如车祸导致的大出血、白血病导致的造血功能异常等，使得血液中一种或者几种成分减少甚至严重缺乏，或者使得血细胞发育异常导致功能缺失，进而影响到机体的生理功能，甚至危及生命时，就需要替补性输注相关的血液成分来维持机体生理功能，挽救生命。

6. 什么是成分血？

成分血是通过血液分离技术提取全血中的某些成分，经制备而成的血液制品。随着输血技术的不断发展，现今临床输血多为成分血输注，即患者需要血液中的何种成分，就为其有针对性地输注何种成分。因为不同的血液成分发挥的临床作用不尽相同，成分血输注可以节约血液资源，提高治疗效果。各类成分血的主要功能见表 6-1。

表 6-1　各类成分血的主要功能

血液种类	主要功能
全血	提高血液携氧能力，增加血容量
红细胞	提高血液携氧能力
血小板	预防或治疗因血小板数量减少或功能异常而引起的出血
血浆	补充凝血因子，预防或治疗凝血因子缺乏引起的出血
冷沉淀	补充凝血因子Ⅷ、凝血因子ⅩⅢ、血管性血友病因子、纤维蛋白原和纤维结合蛋白，预防或改善相关因素缺乏引起出血
单采粒细胞	提高机体抗感染能力
去白细胞血液	减少非溶血性发热反应、白细胞抗原同种免疫反应及巨细胞病毒和人 T 淋巴细胞病毒-Ⅰ/Ⅱ感染等
辐照血液	预防免疫功能低下的患者发生输血相关移植物抗宿主病

7. 输全血是不是比输成分血好？

在输血技术发展初期相当长的时间内，人们认识到了全血成分及其复杂性，认为大量出血丢失的是全血，应该输注全血才能替补丢失的血液所有成分。经过反复的临床实践，人们逐渐认识到，根据病情需要补充不同血液成分，既能达到挽救生命的目的，还可以提高血液这种“稀缺资源”的利用率。譬如，在血源缺乏的条件下，抢救失血性休克患者时，只要补充足够的液体，维持正常的循环血容量，就可以挽救其生命。此外，成分血是通过提纯技术从全血中获得的，它减少了不必要成分，能大大降低因输血引起的免疫反应的发生，提高用血安全性。目前，临床上已逐渐形成“按功能需求缺什么补什么，按最低需求缺多少补多少”的基本输血原则。

8. 什么是自体输血？

自体输血即自体血回输，是事先采集患者自身的全血或血液成分，在手术或急救治疗时将血液回输给自己的一种技术。常用的自体输血有以下 3 种形式。

（1）预存式自体血回输：是术前分次采集一定量的自身血液储存起来，在术中或术后输还给患者，适用于符合条件的择期大手术患者及含有多种红细胞抗体、有严重输血反应、从事放射高度危险工作及忌用他人血液的患者，对于稀有血型尤其适用 。

（2）血液稀释式自体血回输：是于麻醉后、手术开始前在手术台上进行采血，同时快速补充替代液体（如晶体液或血浆代用品），通过稀释血液的方式以维持血容量不变，然后在手术中期、后期或手术结束时把血液输还给患者的方法。本法适用于凝血酶原时间正常、心功能Ⅲ级及肝、肾功能无明显异常，预计术中失血量大的患者。

（3）回收式自体血回输：通过仪器将术中或术后丢失的自体血回收，经洗涤、过滤、浓缩后输还给患者的方法。适用于体腔积血或术中失血较多的患者，如腹腔或胸腔钝性损伤、大动脉瘤破裂、脾脏破裂、肝移植、异位妊娠破裂、全髋关节置换术、脊柱侧凸矫形术、脊椎或脊髓肿瘤摘除术等大型手术。

9. 自体输血有什么好处？

（1）避免因输注异体血液导致感染性疾病的传播，为特殊群体（稀有血型患者、交叉配血试验不合、宗教信仰等）提供了便利。

（2）避免因输注异体血液导致的输血反应，包括溶血反应、输血后移植物抗宿主病、急性肺损伤、感染性休克、枸橼酸盐中毒、高钾血症等，从而提高手术或治疗的效果。

（3）避免异体血液对受血者免疫功能的抑制，降低手术后感染发生率。

（4）预存式自体血回输在术前多次采血，能刺激骨髓造血干细胞分化，增加红细胞生成，使患者手术后造血比手术前更快；血液稀释式自体血回输可降低患者的血液黏稠度，改善微循环，有助于提高人体组织的供氧效能，降低栓塞风险。

（5）缓解血液供应紧张，此外，不需要交叉配血并减少输血前检测项目，可节约患者就医开支。

10. 采集自体血前后需要额外补充营养吗？

自体输血分为预存式自体血回输、血液稀释式自体血回输和回收式自体血回输3种，后两种均在采集后短时间内（一般在24小时内）即会回输，故无须术前额外补充营养。预存式自体血回输患者，一般提前3天甚至数天采血，计划进行预存式自体血回输的患者，采血前及采血期间需每日3次口服叶酸片10mg和维生素C片0.1g，以提高血液质量，并适当补充铁剂或摄入富含铁的食物。

自体输血患者一般为大型手术或急救患者，故完成自体输血后，部分患者仍可能会因术中出血过多或病情变化而发生贫血、低蛋白血症、电解质紊乱等营养缺乏的情况，故有上述营养缺乏的患者，即使已经完成自体输血，也仍需根据患者具体情况额外补充营养。

11. 输血有哪些不良反应？

输血不良反应指血液输注过程中或输注结束后发生的与输血相关的不良反应。按照输血不良反应发生的时间，发生于输血后24小时内的，称为急性反应；发生于输血后24小时之后的，称为迟发性反应。按照有无感染因素参与，又可将输血不良反应分为输血传播性感染及输血非感染性疾病。随着血液筛查技术的进步及输血技术操作的规范，输血传播性感染的发生率已明显降低，临床常见不良反应主要为非感染性的输血不良反应。

常见的输血不良反应主要有发热反应、过敏反应、输血相关性循环负荷过重，以及大量输血可能引起的枸橼酸钾中毒、体温过低、高钾血症及低钾血症等。还有一些不常见但危险性极高的不良反应，包括溶血反应、输血相关急性肺损伤、空气栓塞等。

12. 输血时出现皮肤瘙痒和风团是怎么回事？

输血引起的皮肤瘙痒和风团是输血过敏反应的常见临床表现。输血过敏反应的发生率为1%～3%，临床上大部分患者症状较轻，表现为皮肤局限性荨麻疹，也就是我们常说的风团，同时伴有瘙痒，或仅仅表现为皮肤瘙痒，但也有少数患者可表现为较严重的支气管痉挛、喘鸣、低血压休克。

输血相关过敏反应的发生主要是因为受血者体内的抗体与供血者血液中的抗原发生免疫反应，引起皮肤、呼吸道、心血管、胃肠道等出现过敏表现。输血过敏反应的发生与受血者、供血者和血液制剂均有关系。需要多次输血的患者，既往输血不过敏不代表以后输血不过敏；而既往输血发生过敏反应的患者，后续输血发生过敏反应的可能性会增加，因此，每次输血前患者应告知医务人员既往输血情况，同时配合医务人员实施必要的预防措施。

13. 为什么输血前检查和交叉配血试验的血液标本不能同时抽取？

首先两者检查目的不同，输血前检查的目的是为患者后续输血做必要的准备，以便在需要输血时能尽快获得血液。通常医生在评估患者病情后，判断患者只要有近期输血的可能，就会提前抽取血液标本进行输血前检查，检查内容主要包括"ABO"和"Rh"血型鉴定、常规的抗体筛查，也可能对患者本身进行某些血液传染病病原体的筛查。输血前检查也有利于医疗机构筛查出稀有血型，或为有大量输血需求的特殊患者争取一定的备血时间。

交叉配血试验则是在明确患者需要输血时所做的检查，是保障患者输血安全的重要手段，主要检查内容为确定供血者和受血者的血液是否相容，用于预判患者输血后会不会发生溶血等严重不良反应。按照要求，医疗机构会在交叉配血试验时进行血型复核，与输血前检查中的血型检测结果一致方可发放血液。输血前检查和交叉配血试验分两次抽血，万一其中一次抽血抽错患者，第二次复核时则能及时发现，可避免因抽血操作失误而造成血型鉴定错误等不良事件。

14. 怎样确保输血时不弄错血型？

国家层面、医疗机构层面对输血相关流程（包括血液的采集、检测、发放、保存、标记、运送、接收、输注等各个环节）有严格的规定，以确保输注给患者的血液是符合患者需求的血型。常规的操作包括：供血者献血后，血液中心会对血液进行血型定型，严格按照相关规定进行标记和保存；医疗机构的输血科首先通过输血前检查对受血者进行血型鉴定，在发放血液前还会将受血者和供血者的血液进行交叉配血试验，并再次对受血者的血型进行复核，以确保受血者和供血者的血型相容，发放血液时由两人核对受血者信息和血液信息，确保无误后方可发放；临床上采集交叉配血标本和进行血液输注时，必须由两名医务人员来到患者床旁核对患者身份，同时也会请患者参与核对，以确保血液标本采集和血液输注无误。

15. 输错血会出现什么症状？

我们常规理解的输错血一般是指输入ABO血型不合的血液，比如A型受血者输入B型血液，B型受血者输入A型血液，O型受血者输入A型、B型、AB型血液，供血者血液中红细胞膜上的抗原会被受血者血浆中的抗体识别而发生免疫反应，红细胞被破坏，引起严重的溶血反应。并非所有供血者和受血者血型不一致都会引起溶血反应，比如AB型受血者因其血浆中没有相应的抗体，输入任意血型的血液都不会发生溶血；O型供血者的血液因红细胞膜上没有抗原，输给任意血型的受血者也不会发生溶血。

输入血型不相容的血液10～15ml后即可发生溶血反应，临床表现主要为输血数分钟至数小时后出现烦躁、发热，有时伴畏寒、胸部或背部疼痛、面色发红、呼吸困难、心动过速及血压下降、血红蛋白尿、黄疸等，严重者还可出现急性肾衰竭、休克及弥散性血管内凝血，甚至死亡。

16. 什么是输血器？

输血器是专用于人体静脉输血的医疗工具，以医用级聚氯乙烯为主要原料，其基本构造包括排气管（用于生理盐水冲洗管道时排气）、穿刺器、滴管、滴斗、血液过滤器、管路、流量调节器、接头等。输血器的工作原理是通过重力或压力差驱动血液从输血袋经过输血器流入患者的血管系统。输血器为一次性无菌医疗器材，为避免交叉感染，不得重复使用，用后需统一销毁。

17. 输血器有何特点？

常规的输血器用于输注红细胞、血小板、血浆、冷沉淀等血液制品，其核心部件是过滤器，过滤器网的丝径为 80～100μm，过滤孔径为 180～220μm，能有效地滤除血液中可能存在的血凝块和血液存储过程中形成的微聚物，而又不影响血液中的有效成分顺利通过。相较于输血器，输液器中的过滤膜因为需要过滤药液杂质，滤孔小很多，如果用于输血，无法保证血液中的有效成分通过。因此，临床需使用输血器进行血液输注。

18. 连续输几袋血液时，需要更换输血器吗？

临床上，为确保输血器使用安全有效，输血前后应使用生理盐水冲洗输血器管道，连续输注不同供血者的血液时，前一袋血输尽后，先用生理盐水冲洗输血器，再接下一袋血液继续输注。一个输血器使用时间建议不超过 4 小时，如果患者要连续输注多袋血液且输注时间预计超过 4 小时，可在更换血袋的同时更换输血器。所以，连续输注几袋血液是否需要更换输血器是由血液输注时间决定的，如果总输注时间小于 4 小时就无须更换，若大于 4 小时，则建议更换。

19. 为什么在输血开始的 15 分钟要控制输血速度？

临床上输血不良反应较为常见，类型多种多样，大部分输血不良反应经过正确处理都可以确保患者安全，但致命性的输血不良反应在输血的早期，特别是输血开始后的前 15 分钟即可发生，如溶血反应，在输入血型不相容的血液 10～15ml 即可出现症状，输入量越多，致命可能性越大。在排除紧急大量输血的前提下，前 15 分钟输血速度不应超过 15～20 滴/分，可使输血不良反应在血液输入量较少时即被发现，有利于及时采取救治措施，最大限度降低输血不良反应的危害性，尤其是改善严重输血不良反应的预后。观察输血 15 分钟后，如无不良反应，则可提高输血速度。

20. 患者可以自行调节输血速度吗？

首先，输血速度的调节与患者的病情密切相关，在抢救失血性休克、急性大出血等紧急情况下，常以尽可能快的速度输血，甚至通过加压输血以达到快速补充血容量的目的。对于年老体弱、婴幼儿，或心、肺、肾功能障碍者，应缓慢输血，以不加重患者身体负担为宜。此外，输血前 15 分钟需控制速度，在输血过程中一旦出现输血反应，则需要根据症状的轻重而减慢输血速度甚至停止输血。

其次，输血速度的调节与输注的血液品种相关。为最大限度保持功能疗效，不同的血液品种对输注速度的要求也不尽相同。全血或红细胞血应在 4 小时内完成输注；血小板应在 1～2 小时内完成输注；血浆应以患者耐受的最快速度或 15～60 分钟内完成输注；冷沉淀应以患者能够耐受的最快速度进行输注。

总之，输血是一项要求十分严格的专业操作技术，输血速度快慢需由具有专业知识的医务人员进行调节，患者或家属自行调节输注速度有可能会引发严重不良反应，给自身增加额外的输血风险。

21. 一袋血越快输完疗效越好吗？

输血速度的快慢是由输注血液的品种、患者病情及治疗需求共同决定的，并非越快越好。输注速度过快可能导致循环负荷过重、体温过低和枸橼酸钾中毒等不良反应。因此，医务人员在输血前会对患者进行全面评估，并在输血过程中进行严格的病情监测，以调整适合患者的输注速度，从而在减少不良反应风险的同时确保疗效。

22. 输血时如果血液“滴不动”，可以用手挤压血袋加快速度吗？

血液因为黏稠度较高，在输注过程中比一般的静脉输液速度会慢一些，产生“滴不动”的感觉。血液成分的有效性往往和血细胞的形态密切相关，挤压血袋、过度摇晃等操作均会导致血细胞的破裂，使得血液性质发生改变，大量破损的血细胞输入体内可引起输注无效，甚至发生溶血反应。因此，输血时如果血液“滴不动”，是不可以用手挤压血袋的。

此外，血液“滴不动”的原因除血液黏稠度较高外，也有可能是输血管道堵塞。如果强行挤压可能会导致输血管道破损、断裂而污染血液，甚至导致堵塞物进入体内引起血管栓塞，这些均会给患者带来健康隐患。此外，针头位置异常、血管塌陷或痉挛等原因也可引起血液“滴不动”。故血液“滴不动”时应及时告知医务人员，由医务人员给予专业的处置。譬如通过使用专门的输血加压装置、更换输血器、轻轻摇晃血袋等措施提高输血速度。

23. 整个输血过程为什么护士要多次给患者测体温、量血压？

输血反应可发生于输血开始后的任何时间段，输血不良反应发生时，患者除会出现能够自我感知的症状外，如皮肤瘙痒、风团、呼吸困难等，还可能会出现生命体征的改变，如体温升高、血压下降等。医疗机构一般要求首先在输血前 30 分钟内给患者进行生命体征的测量，以评估其基本情况。此外，在开始输血后 15 分钟内、输血完成时、输血结束后 1 小时内或者根据患者情况随时监测患者的生命体征，以便及早发现不良反应，评估不良反应的严重程度，及时采取救治措施，保障输血安全。

24. 输血和输液可以在同一个静脉管道进行吗？

生理盐水是唯一和血液成分完全相容的静脉溶液，输血前后均需使用生理盐水进行冲管，确保管道内只有生理盐水后方可继续输注其他液体。其他液体和血液在同一静脉管道内同时输注，会造成血液成分破坏或者发生血液凝集等情况，出现输血不良反应或者管道堵塞。因此，一般情况下，同一静脉管道不可同时输注药物和血液。

目前临床有一种中心静脉导管，其管腔有双腔或三腔，各腔之间相互独立且出口在上腔静脉的不同位置，上腔静脉流速大，可快速将药物和血液稀释，药物和血液之间不会发生反应，故双腔或三腔中心静脉导管可以分别使用不同腔管同时输血和输液。

25. 发热时可以输血吗？

发热的时候应尽量避免输血。有学者认为，发热会影响血小板、红细胞的输注效果，导致输血无效。此外，输血常见不良反应主要有发热反应、变态反应和溶血反应，在这些不良反应的临床表现中均可能伴有发热。如果在患者发热期间输血，一旦发生输血不良反应，可能会在一定程度上因原本的发热而被掩盖，从而干扰医务人员的准确识别，导致输血不良反应发现延迟或判断失误，影响救治。

但在病情危急的情况下，比如外伤或其他疾病导致的活动性出血，不输血将危及生命时，可暂时不考虑体温因素，以挽救生命为主要任务。此时可以先输血，同时积极处理发热，如辅以物理降温、药物退热或抗生素抗感染等对症处理。

26. 曾经发生过输血不良反应，现在还能输血吗？

目前临床常见的输血不良反应为输血非感染性疾病，主要因受血者输入供血者的血液时产生抗原抗体复合物而引起免疫性不良反应。人类血液中所含的成分复杂多样，临床上患者所输注的每一份血液均来自不同供血者，故每份血液中所含有的抗原抗体亦不尽相同。当患者本身血液中没有相对应的抗原抗体时，便不会发生免疫性不良反应。因此既往发生过输血不良反应，不代表以后一定会发生，以前有过输血不良反应的患者是可以再次输血的。

但是，以前有过输血史的患者，自身体内产生抗体的可能性更大。根据临床数据统计，此类患者再次输血发生不良反应的概率大于其他患者，故曾经发生过输血不良反应的患者，当再次输血时应提前将以前的输血情况告知医务人员，便于医务人员采取预防措施，同时加强病情观察，及早发现，正确处理，尽可能降低输血不良反应的发生率和危害性。

参 考 文 献

蔡玉桃, 郭晓萍, 刘会, 2020. 新生儿脐静脉导管留置方法的安全性研究[J]. 护理研究, 34(11): 2009-2011.

曹燚, 赵信飞, 冯绘绘, 等, 2024. 封管液对预防导管相关血流感染的研究进展[J]. 中国感染控制杂志, 23(1): 119-125.

陈君瑶, 刘念秋, 邹洁雅, 等, 2023. 化疗相关周围神经病变诊治的研究进展[J]. 肿瘤学杂志, 29(11): 959-967.

陈一丹, 端烨, 唐迎迎, 等, 2022. 2021 版输液治疗实践标准之导管相关皮肤损伤解读[J]. 军事护理, 39(8): 89-92.

刁丽, 杨千雪, 苟民茜, 等, 2022. 基于药物配伍禁忌的静脉输液冲管的研究进展[J]. 实用医院临床杂志, 19(4): 211-214.

丁伟, 周奇, 孙飞虎, 等, 2020. 完全植入式静脉输液港术后港体翻转临床分析[J]. 介入放射学杂志, 29(3): 291-295.

董传黎, 张桂兰, 李勤, 等, 2024. 中医外治法在乳腺癌化疗相关性恶心呕吐中的研究进展[J]. 全科护理, 22(1): 95-98.

儿童静脉输液治疗临床实践循证指南工作组, 2021. 儿童静脉输液治疗临床实践循证指南[J]. 中国循证儿科杂志, 16(1): 1-42.

范晓梅, 2020. 一例奥沙利铂外渗的护理体会[J]. 饮食保健, 7(3): 95.

顾婕, 钱火红, 黄建业, 等, 2022. 2021 年美国输液护理学会《输液治疗实践标准》: 血管通路装置并发症的解读[J]. 解放军护理杂志, 39(1): 90-93.

郭晶, 李秀华, 郑芸, 等, 2022. 肿瘤病人静脉化疗外渗防护方案的构建及应用[J]. 循证护理, 8(5): 661-664.

郭希菊, 姜鹤, 何峰峰, 2021. 现代内科学[M]. 广州: 世界图书出版公司.

国药学会医院药学专业委员会, 《人血白蛋白临床应用管理中国专家共识》编写组, 2024. 人血白蛋白临床应用管理中国专家共识[J]. 中国医院药学杂志, 44(7): 739-751.

韩柳, 杨宏艳, 刘飞, 等, 2020. 无针输液接头临床应用的最佳证据总结[J]. 中华护理杂志, 55(8): 1239-1246.

洪涵涵, 彭飞, 2019. 中央导管相关血流感染防控最佳护理实践: 《导管相关感染防控最佳护理实践专家共识》系列解读之二[J]. 上海护理, 19(12): 1-5.

胡德英, 田莳, 2008. 血管外科护理学[M]. 北京: 中国协和医科大学出版社.

黄金, 李乐之, 2013. 常用临床护理技术操作并发症的预防及处理[M]. 北京: 人民卫生出版社.

霍记平, 李草, 朱斌, 等, 2023. 人血白蛋白在住院患者中的临床使用情况调查[J]. 医药导报,

42(1): 46-52.

焦富勇, 冯爽, 徐曼, 2012. 丙种球蛋白的临床应用新进展[J]. 中国医药科学, 2(21): 54-57, 92.

李彩娟, 金培英, 周庆, 等, 2021. 增强 CT 检查造影剂外渗的预防和护理研究进展[J]. 齐齐哈尔医学院学报, 42(6): 510-513.

李光耀, 徐姗姗, 张弨, 2020. 基于循证证据的静脉注射用免疫球蛋白合理应用与药学监护[J]. 临床药物治疗杂志, 18(1): 31-35.

李海燕, 林梅, 2023. 血管外科疾病健康教育和应急预案[M]. 北京: 人民卫生出版社.

李怀燕, 李育玲, 于静, 等, 2022. 中心静脉导管堵塞预防及处理的最佳证据总结[J]. 中华护理杂志, 57(23): 2842-2850.

李慧, 张培培, 陈鹏霞, 等, 2021. 外周置入静脉导管与中心静脉导管的并发症对比研究[J]. 岭南急诊医学杂志, 26(1): 91-92.

李乐之, 2018. 静脉治疗护士临床工作手册[M]. 北京: 人民卫生出版社.

李小寒, 尚少梅, 2022. 基础护理学[M]. 7 版. 北京: 人民卫生出版社.

李燕, 李海燕, 2022. 静听我说 来龙去脉: 静脉疾病与介入诊疗问答[M]. 北京: 科学技术文献出版社.

李野, 唐玲, 徐京巾, 等, 2023. 中医护理适宜技术缓解化疗相关恶心呕吐的最佳证据总结[J]. 中国实用护理杂志, 39(34): 2681-2687.

林芳峰, 王文武, 林梦燕, 等, 2023. 补气通络方加减治疗气虚血瘀型乳腺癌患者化疗后手足皮肤反应的临床观察[J]. 中国当代医药, 30(13): 10-14.

刘建霞, 杨俊捧, 2002. 浅谈丙种球蛋白的合理应用[J]. 邯郸医学高等专科学校学报, (6): 598.

刘英华, 2013. 老年患者静脉特点及穿刺方法[J]. 中国药物经济学, 8(S3): 489-490.

卢超, 2022. 化疗后手脚麻木怎么办[J]. 健康博览, (5): 25-27.

吕源, 李纳新, 张世斌, 2023. 握力球手部锻炼预防 PICC 患者置管并发症及非计划性拔管的作用[J]. 现代临床护理, 22(5): 37-42.

潘桂华, 唐娟妮, 李晓玲, 等, 2021. 照护者参与模式提高老年肿瘤患者 PICC 置管居家期间握拳运动依从性的效果[J]. 护士进修杂志, 36(20): 1914-1916.

裴静, 2017. 献血后针眼处皮肤青紫原因分析及护理措施[J]. 临床医学研究与实践, 2(35): 181-182.

乔爱珍, 2018. PICC 典型疑难病例分析[M]. 北京: 科学出版社.

乔爱珍, 苏迅, 韩立存, 2021. 外周中心静脉导管技术与管理[M]. 3 版. 郑州: 河南科学技术出版社.

施娇凤, 王丹, 2023. 3 种静脉通路在肿瘤患者 CT 增强扫描对比剂高压注射中的应用比较[J]. 护理学杂志, 38(21): 79-81.

石思梅, 朱瑞云, 邓波, 等, 2023. 两种镇痛方式改善静脉输液港无损伤针穿刺疼痛的效果比较[J]. 护理学杂志, 38(7): 63-66.

舒欢, 应燕萍, 赵慧函, 等, 2021. 量化手部运动预防 PICC 相关性血栓的 meta 分析[J]. 中国医药导报, 18(16): 168-172, 196.

司艳晓, 胡长朝, 党伟, 等, 2021. 热解温度对青霉素菌渣热解产物的影响[J]. 化工环保, 41(2): 190-195.

孙红, 陈利芬, 郭彩霞, 等, 2019. 临床静脉导管维护操作专家共识[J]. 中华护理杂志, 54(9): 1334-1342.

谈维, 英圣艳, 成宁, 等, 2023. 我国血站输血传播相关传染病标记物检测策略现状研究[J]. 中华实验和临床病毒学杂志, 37(4): 383-388.

童萍, 王蕾, 2023. 带管回家, 做好管理: 做好老年 PICC 带管患者的居家管理[J]. 保健医苑, (5): 20-22.

汪洋, 陆箴琦, 张晓菊, 等, 2024. 化疗致周围神经病变患者症状管理循证方案的构建[J]. 护士进修杂志, 39(1): 19-25.

汪忠镐, 2018. 血管外科学[M]. 杭州: 浙江科学技术出版社.

汪忠镐, 舒畅, 2021. 血管外科临床解剖学[M]. 2 版. 济南: 山东科学技术出版社.

王长霞, 居玲玲, 钱湘云, 等, 2020. 胃癌根治术后患者化疗症候群和营养状况分析[J]. 新疆医科大学学报, 43(12): 1589-1594.

王洁, 2020. 中药冰敷对肿瘤化疗末梢周围神经炎患者疼痛症状及末梢神经传导速度的影响研究[J]. 健康管理, (16): 25.

王玲, 庄红, 2019. 高渗性药物导致静脉炎的研究现状[J]. 现代临床医学, 45(4): 307-309.

王雅萍, 赵林芳, 陈春华, 2015. 上臂 PICC 置管致神经损伤 42 例的原因分析及对策[J]. 护理与康复, 14(7): 665-667.

王亦男, 杨韵, 邵丹丹, 等, 2021. 改良型活动方式预防肿瘤患者 PICC 相关性血栓效果的 Meta 分析[J]. 中华现代护理杂志, 27(2): 199-203.

王悦, 李妞妞, 刘飞, 等, 2019. 化疗所致脱发预防和管理的最佳证据总结[J]. 中华现代护理杂志, 25(36): 4713-4718.

王照东方, 周佳琳, 刘思达, 等, 2020. 乳腺癌化疗性脱发的中医治疗现状与展望[J]. 中国医药导报, 17(36): 49-52.

王志燕, 2023. 微波热疗联合旋腕运动操对预防 PICC 置管相关静脉血栓的影响[J]. 医疗装备, 36(23): 152-155.

温川飙, 2011. 数字化医疗硬件[M]. 北京: 中国医药科技出版社: 65.

吴丽芬, 何娇, 刘恋, 2018. 儿童静脉治疗安全与管理[M]. 郑州: 河南科学技术出版社.

吴丽元, 周乐山, 2022. 儿科静脉输液治疗临床护理实践[M]. 北京: 科学出版社.

吴玉芬, 杨巧芳, 2018. 静脉输液治疗专科护士培训教材[M]. 北京: 人民卫生出版社.

吴志, 2022. 如何减少化疗后脱发情况?[J]. 健康生活, (9): 26-27.

夏开萍, 袁忠, 林琴, 2023. 静脉治疗病人必读[M]. 长沙: 湖南科学技术出版社.

向东, 2023. 人红细胞输血相关免疫学概述[J]. 中华微生物学和免疫学杂志, 43(9): 677-682.

向明丽, 麻彦, 李艺, 等, 2021. 儿童经外周静脉置入中心静脉导管输液管路堵塞的预防与护理措施的文献汇总[J]. 护理实践与研究, 18(2): 202-204.
肖莹, 徐彦贵, 张弋, 等, 2014. 不同生产厂家的 0.9%氯化钠注射液对奥美拉唑钠配伍稳定性的影响[J]. 中国执业药师, 11(9): 23-26.
徐丽, 2023. 人血白蛋白生产及其应用研究进展[J]. 智慧健康, 9(22): 23-26.
徐寅, 薛幼华, 费晓燕, 2023. 植入式静脉给药装置护理管理专家共识[J]. 介入放射学杂志, 32(4): 305-312.
许京华, 李东升, 2021. 三联止吐方案在预防骨肉瘤化疗呕吐中的效果[J]. 河南医学研究, 30(9): 1632-1634.
杨宝峰, 2018. 药理学: 改编教学版[M]. 北京: 人民卫生出版社.
杨成民, 刘进, 赵桐茂, 2017. 中华输血学[M]. 北京: 人民卫生出版社.
杨慧, 刘赛赛, 陈瑞云, 等, 2022. 颈内中心静脉导管拔除规范化护理方案的制订与应用[J]. 中华护理教育, 19(10): 932-937.
杨佳, 林文强, 2023. 590 例使用静注人免疫球蛋白适应症合理性分析[J]. 海峡药学, 35(11): 82-84.
杨宁, 李玉明, 2022. 《成人四肢血压测量的中国专家共识》解读[J]. 中华高血压杂志, 30(5): 417-419.
余玲, 吕丽敏, 陈亚丹, 2023. 临床护士《血管活性药物静脉输注护理》团体标准的执行情况[J]. 中国卫生标准管理, 14(7): 7-12.
张辰宇, 穆心苇, 2023. 人血白蛋白在心脏加速康复外科中的作用[J]. 中国体外循环杂志, 21(3): 179-182, 188.
张驰, 陈亚婷, 黄景怡, 等, 2019. CT 增强检查中不同型号留置针对渗漏率的影响[J]. 影像研究与医学应用, 3(20): 251-252.
张晓玲, 高远, 刘春梓, 等, 2023. 完全植入式输液港维护及并发症处置专家共识[J]. 中华医院感染学杂志, 33(16): 2401-2404.
张园园, 2018. 5 例乳腺癌患者静脉输液港港体外露的原因分析及护理对策[J]. 实用临床护理学电子杂志, 3(25): 146-147.
赵格格, 刘珊珊, 于珈, 2024. 空气栓塞的临床表现和治疗[J]. 中国卫生标准管理, 15(1): 194-198.
赵林芳, 胡红杰, 2019. 静脉输液港的植入与管理[M]. 北京: 人民卫生出版社.
赵沙, 王羹, 周彩存, 2022. 新型抗肿瘤药物治疗肺癌的研究进展[J]. 上海医药, 43(S2): 181-194.
郑夏, 张昊, 喻文立, 等, 2023. 静脉输液港植入与管理多学科专家共识(2023 版)[J]. 中国普通外科杂志, 32(6): 799-814.
郑月宏, 王磊, 陈跃鑫, 2021. 奇妙的血管旅行: 每个人都应知道的血管保健知识[M]. 北京: 中国科学技术出版社.
中国抗癌协会肿瘤临床化疗专业委员会, 中国抗癌协会肿瘤支持治疗专业委员会, 2022. 中国肿瘤药物治疗相关恶心呕吐防治专家共识(2022 年版)[J]. 中华医学杂志, 102(39): 3080-3094.

中国输血协会临床输血专业委员会, 2019. 自体输血临床路径管理专家共识(2019)[J]. 临床血液学杂志, 32(2): 81-86.

中国研究型医院学会护理分会项目组, 2020. 中等长度静脉导管临床应用专家共识[J]. 中华护理杂志, 55(supple): 43-50.

中华护理学会内科专业委员会, 2021. 含碘对比剂静脉外渗护理管理实践指南[J]. 中华护理杂志, 56(7): 1008.

中华人民共和国国家卫生和计划生育委员会, 2014. 静脉治疗护理技术操作规范 WS/T 433—2013[S]. 北京: 中国标准出版社.

中华人民共和国国家卫生健康委员会, 2020. 静脉血液标本采集指南[J]. 中国实用乡村医生杂志, 27(5): 7-11.

中华医学会放射学分会对比剂安全使用工作组, 2013. 碘对比剂使用指南(第 2 版)[J]. 中华放射学杂志, 47(10): 869-872.

中华医学会影像技术分会, 中华医学会放射学分会, 2016. CT 检查技术专家共识[J]. 中华放射学杂志, 50(12): 916-928.

中心静脉导管冲管及封管共识专家组, 2022. 中心静脉导管冲管及封管专家共识[J]. 中华急诊医学杂志, 31: 442-447.

中心静脉血管通路装置安全管理专家组, 2020. 中心静脉血管通路装置安全管理专家共识(2019版)[J]. 中华外科杂志, 58(4): 261-272.

钟丹, 李鸿艳, 2020. 血管可视化技术在进行外周静脉穿刺操作中的应用价值[J]. 当代医药论丛, 18(22): 167-168.

周晔, 刘扣英, 崔焱, 2016. 握拳频次对 PICC 置管病人上肢静脉血液流速的影响[J]. 护理研究, 30(15): 1838-1840.

朱钧, 2010. 人体内环境的稳态及调节[J]. 新课程学习(基础教育), (11): 146-147.

朱姝, 黎贵湘, 兰霞, 2012. 高渗性药物致静脉炎的防治进展[J]. 护理与康复, 11(2): 135-137.

祝喜鹰, 刘金凤, 牛洪艳, 等, 2023. 预充式导管冲洗器对中心静脉导管封管的效果[J]. 中国感染控制杂志, 22(3): 328-333.

Gorski L A, Hadaway L, Hagle M E, et al, 2021. Infusion therapy standards of practice, 8th edition[J]. Journal of Infusion Nursing, 44(1S Suppl 1): S1-S224.